養肝就是養壽

王淼

目錄

前言

如果人體是一家不停運轉的工廠，位於人體右上腹部，約兩斤半重的肝臟就是其「化工處理廠」，夜以繼日承擔身體的代謝和解毒工作。然而，多年來難以改善的不良飲食習慣、藥物濫用等問題，正一點一點剝奪肝臟原本的排毒能力！

中國是肝病大國。B型肝炎病毒帶原者及慢性病毒性肝炎總計超過一．五億！這也成為肝硬化甚至肝癌的主要病因。

兒童超重率達到二〇％，兒童單純性肥胖平均增加率為五〇％，脂肪肝低齡化趨勢顯現。酒精肝已成肝臟「二號殺手」。資料顯示，每年約一〇至二〇％的酒精性肝炎患者會進展成肝硬化，僅次於B型肝炎。

近年市場上的減肥藥、保肝藥層出不窮，對其青睞者也只增不減。但大量用藥只會增加肝臟負擔，很多人因此受害不淺。據衛生組織統計，藥物性肝損傷已上升為全球死亡原因的第五位。但這些情況並未引起人們足夠重視。如不能儘快改變，肝臟勢必會不斷遭受重創，傷痕累累！

肝是百病之源，肝不好，人容易生病。如果肝臟代謝不正常，人體所需養分得不到及時供應，各個器官就無法正常工作。本應明亮清澈的眼睛，會由於肝血不足而乾澀呆滯；本應光滑堅韌的指甲也會乾枯變形，就連女性的經期也不能如期而至。

如果肝藏不住血，凝血功能無法發揮，身體就會意外「流血」：鼻血不止、眼底出血，有時吐痰也會夾雜血絲。如果肝臟無法正常排毒，毒素滯留體內，再美的女人也會變成「黃臉婆」，再強壯的男人也會萎靡不振，垂頭喪氣。如果這時還不重視，生命就將日漸枯萎！

如果不想被疾病纏繞，首先要保護好肝臟，從這個意義上說，養肝就是養壽。本書從日常生活的各個角度入手，全面介紹該如何養肝、護肝，詳細描述肝臟將要出問題的預警信號，規勸大家避免生活中最傷肝的一些習慣。

本書很嚴謹、很認真、很科學地講解了在日常生活中如何通過居家調養、心理調適、運動保健、穴位按摩、日常飲食等簡便實用的方法來養肝護肝。彙集了肝臟的常見問題，從找到病因到調養，無論是肝臟很健康，還是已有了肝病，都可以用書中的小方法改善。在這裡，衷心希望每位讀者都能關注肝臟健康，遠離疾病困擾。

第1章

肝臟失常，生命失靈

肝是統領氣血的領袖

一提到氣血和肝臟的關係，很多人都有過這樣的體會：假如一個人臉色蠟黃，沒有血色，視力有問題，很可能是他的肝臟出了問題。

其實心、肝、脾、肺、腎這五臟與氣血都緊密聯繫，而肝臟主要有統攝氣血的作用。

《素問．靈蘭秘典論》記載：「肝者，將軍之官，謀慮出焉。」這句話是說肝在五臟中擔任將軍的職位，要為其他臟腑「出謀劃策」，讓其有條不紊地運轉。我們可以把身體想像成是一個戰場，肝臟就是率領部隊的將軍，其他臟器都是士兵。當敵人入侵時，肝臟就肩負起派兵遣將的重任。

如果把其他器官看成士兵，氣血就是士兵的武器。中醫認為，肝藏血，「肝為血之海」。肝主疏泄，能調理氣血。只有肝臟把氣血合理分配給其他臟器，這些臟器的功能才能正常發揮。而所謂「氣為血之帥」，就是說氣對血有推動作用。不僅如此，脾胃在消化五穀轉化為血液的過程中，也是需要肝氣推動的。

如果一個人不能控制自己的情緒，經常生氣，其體內正常運行的氣機就會被干擾，出現堵塞，也就是中醫常說的「肝氣鬱結」。一旦肝氣鬱結，肝臟就無法良好地協調脾胃產生血液，運輸血液也會出現延誤，造成氣不順，血不足，健康自然無法得到保障。

對於血液而言，肝臟還有一個淨化功能。中醫認為「人臥則血歸肝」。當血液在夜晚回到肝臟後，肝臟就會對血液進行排毒，等到第二天早晨，再被肝臟重新分配到各個器官的血液就是新鮮的了。假如一個人在晚上十一點後依舊保持興奮狀態，血液就無法很好地回流到肝臟，自然也無法在淩晨一點後淨化，到了第二天，體內的血液依舊是混濁不新鮮的。時間一長，血液裡的雜質越積越多，疾病就會出現。

在中醫還有「肝藏魂」的說法。魂，就是精氣神。一個人肝氣如果虛，就沒什麼精神，失去了底氣，很容易產生恐懼感。肝氣如果太旺，就會造成肝氣在體內亂竄，讓人情緒暴躁。如果不能克制這股肝氣，肝臟會受到傷害。

很多時候，肝臟的好壞是可以從表像看出來的。特別是女性，更應該養護肝臟，因為肝臟和美容有很奇妙的關係。肝主血，而血是人體肌膚毛髮生長所需的主要營養物質，因此，肝臟健康的女性臉色通常紅潤，指甲不會蒼白，頭髮更不會乾枯。

春天是養肝的最佳時間，因為肝臟的個性和春天的特徵非常符合。

身體為了適應春天舒展的特點，細胞會越來越活躍，此時應該穿保暖和稍微寬鬆的衣服。特別是女性朋友，千萬不要為了身材苗條，塑形美體而選擇緊身的衣服，很容易讓體內的氣機堵塞和鬱結，影響氣血運行。

另外，中醫說酸味入肝，肝氣在春季本來就非常旺盛，如果飲食上再常吃一些酸性食物，就會助長體內的肝火。因此，建議春天可以多吃一些甜的食物。而且，肝臟對應的是青色，可以多吃青色食物，比如芹菜、菠菜、竹筍、萵苣等，還有一些穀類，如糯米、黑米、高粱米等，都可以補充肝血。

人體解毒，肝臟最關鍵

肝臟是人體極重要的解毒器官，血液流過時，就將毒素排出，通過化學反應成為無毒物質，或分解使其隨膽汁、尿液排出體外，起到保護自身機體的作用。

1. 強大的解毒功能

肝臟是非常重要的解毒器官，舉例來說，寄生在腸道內的細菌分解腐敗時會產生氨氣，氨氣會損害身體，但是肝臟將氨轉換成尿素排泄，以免身體中毒。這就是我們常說的「肝為解毒之官」的原因。

但是，肝臟的解毒功能也不是全面的，有些有害物質，肝臟也無法排出。在我們接觸最普遍的飲食中，酒精、藥物、咖啡因等都是常見的有毒物，有些食物中還有一些重金屬元素，肝系統不會將這些有毒物質消除，就會造成傷害。

2. 肝臟的再生能力極強

電視上經常會報導，妹妹或弟弟要手術，只需從家人肝臟上切一塊來就行了，肝臟移植手術就這樣輕巧，令人非常驚奇。原來肝臟有很強的再生能力，實驗表明，將小狗的肝臟切除四分之三，八週以後，肝臟又恢復了工作；大老鼠經手術切除肝臟四分之三，只需幾個禮拜，肝臟就恢復功效。人也是如此，切除肝臟四分之三，只需四個月，肝臟就可以正常工作。肝臟有很強的再生能力。

3. 酒精是肝臟的毒藥

即使肝臟有如此多功效，但也不是金剛之軀。有人一喝酒，便喝到底；一吃肉，便大口吞嚥；一感冒，便吃很多藥物。最終是肝臟有了問題，這時就會發生膽結石、肝硬化、黃疸性肝炎、脂肪肝，甚至肝癌。

4. 養肝護肝的幾種方法

- **學會流淚**。流淚對肝臟有很大好處。古代說「男兒有淚不輕彈」，現在卻說「男人哭吧不是罪」，如果明白流淚是一種保護肝臟的方法，拋開面子，偶爾哭哭也是很正常的。假如哭不出來，就切幾片洋蔥，總之需要定期的運動淚腺。但是，萬事都要掌握一個範圍，過度還是不行的。
- **為臟腑按摩**。適當做些運動，這是為自己的臟腑按摩，可以改善器官的緊張狀態，促進血液循環，加快排毒。比如瑜伽，通過對肝臟等器官施加壓力。
- **多吃酸苦的食物**。苦味入心經，酸味入肝經，像枸杞、苦瓜、菊花等都具有很好的解毒和明目功能，既可以營養心經又可補潤肝經。
- **科學補充胺基酸**。胺基酸是蛋白質的基本單位，人體不可缺乏任何一種胺基酸，否則會導致生理功能異常，影響抗體代謝，引發疾病。

肝連陰器，肝傷則性傷

陰莖又叫陽具，男性的外生殖器官。從中醫的角度，陰莖和肝臟有直接關係，肝主筋、連陰器。中醫說，陰莖之所以可以勃起，主要是因為它有韌性。因此肝受損，性一定會受影響。

中醫還認為，宗筋和天、地、人對應，宗筋位於人體中央，為男人性特徵，擔任傳宗接代的重負，因此，宗筋為人體非常重要的筋。

筋要靠血來養，而血靠肝來藏；也就是說，只有肝血充盈，筋膜才能被充分營養，發揮正常功能。若血庫虧虛，筋就會鬆。陰莖即筋，要靠肝血滋養，若肝血無法養筋，就會導致陽痿。很多人出現陽痿就忙著吃壯陽藥，但壯陽藥使用不當會傷腎精，腎水無法生肝木，就會加重陽痿。因此，男人想有好的「性趣」，要注意滋養肝血，只有肝血充足，陰莖才可正常勃起。

常見的傷肝行為，包括喝酒、情緒化、開夜車，長時間看書、報紙、電視、電腦等。危害最大的就是喝酒。有人認為喝酒對健康有益，喝到一定程度時，整個人飄飄然產生快感。其實，這種現象主要是因為酒中的水谷精華。寒冷的冬季，萬物收斂到處冰封，可是酒卻不會結冰。

適量飲酒，可以調動肝臟生髮之機，緩解抑鬱之氣；可是過量飲酒，體內肝氣就會過度生發，使人做出一些超出想像的事情。並且，由於肝氣在酒醉時過量調動，內心的失落、身體的痛苦就會加重。比如，出現頭痛、噁心、嘔吐等。

喝酒沒有特別的底線，不過絕對不能喝醉。很多人喝酒為的就是喝醉，體會醉酒的感覺。在此推薦一個飲酒標準：白酒度數較高，容易過量，對人體傷害較大。健康成年人飲用低度酒（酒精濃度20以下）不宜超過一百毫升，中度酒不宜超過五十毫升，烈性酒（酒精濃度41度以上）不宜超過二十五毫升。只有把握好量，才能促進肝氣生發，同時避免飲酒過度。

有人喜歡酒醉後行房事，認為酒精可以讓人興奮。人酒後會表現得有些遲鈍、麻木，可以延長交合時間。因此，有人養成了先喝酒、再行房的習慣。實際上男性行房時，腎主藏精，肝負責泄精，當腎精儲存至一定程度時，肝就會打開閥門，將多餘精泄出去，等到腎精不足時，肝的閥門會自動關上，以避免腎精疏泄過度。

因此，中醫有云：「肝為泄精之樞紐。」此樞紐就是指陰莖。醉酒後，肝氣生發太過，失去制約，無論腎精充足與否，陰莖都會勃起，此時行房會透支本就缺乏的腎精。若腎精非常虧虛，不能閉藏，就會影響到生殖、壽命。而且，腎主智，醉酒時行房，肝腎俱傷，此時受孕出生的孩子容易智力低下。

肝臟不好，女人受傷

肝臟是重要的新陳代謝器官。對女性來說，如果肝臟出了問題，影響非常大。

❶ **臉色難看**。看臉先看額頭，肝不好，額頭就會出現痘痘，還會導致毛孔粗大等。其次，肝不好皮膚會發白或發黑，眼睛也會出現發黃症狀。

❷ **氣血不足**。女人一生以血為重，肝有「造血」、「儲藏」、「調節血量」和向各臟器「輸送血液」，還有分解營養、調節激素等功能。若肝不能完成這些工作，則會導致分泌失調，氣血不和。

❸ **月經不調**。肝血不足造成月經量減小，嚴重者出現閉經，子宮卵巢萎縮症狀。

養肝以食為先，正確食療可以幫忙肝臟排毒理氣。下面介紹幾種適合女性補肝的食物。

食材	作用
帶魚	養肝補血、潤膚養髮。雖然脂肪含量高於一般魚類，但多為不飽和脂肪酸，能降低膽固醇。帶魚富含鎂元素，可以保護心腦血管系統，預防高血壓等病。帶魚適宜久病體虛、氣短乏力、皮膚乾燥者食用；皮膚病、哮喘病患者不宜。
黃豆芽	養肝護肝的好食物。具有清熱利濕、消腫除痹、祛黑痣、治疣贅、潤肌膚的功效，對脾胃濕熱、大便祕結、尋常疣、高血脂有食療作用。富含維生素C，是美容食品。常吃能營養毛髮，使頭髮保持烏黑光亮，對面部雀斑有較好的淡化效果。
西瓜	中醫認為西瓜能清熱解毒、除煩止渴、利尿降壓，是首推的天然養肝「良藥」。由於水分充盈，很多人認為吃西瓜便等於喝水。不過，一份西瓜所含的糖，相當兩份蘋果或梨，如果吃了西瓜，其他水果的分量則要加倍減少。
葡萄	含有多種維生素和微量元素，具有益肝陰、利小便、舒筋活血、暖胃健脾、補氣血、強筋骨、除煩解渴的功效。

	所含的多酚類物質是天然的自由基清除劑，具有很強的抗氧化活性，可以有效調整肝臟細胞的功能，抵禦或減少自由基對它們的傷害。
草莓	對肝火旺盛的人，草莓既能養肝，又能去肝火。從中醫角度，草莓性涼、偏酸甜，能養肝護肝，又因紅色入心，可去心火。草莓是典型漿果，維生素C豐富，有助人體吸收鐵質，使細胞獲得滋養。其含有的天然抗炎成分可以減少自由基的產生數量，保持腦細胞活躍，幫助提神醒腦。
黃瓜	性寒、味甘，含戊糖、維生素B1、B2、菸鹼酸、蛋白質。其細纖維具有促進腸道毒素排泄和降膽固醇作用，其所含丙醇二酸可以抑制糖類物質轉化為脂肪，尤其適合脂肪肝的防治。

女性顯老，及時找出肝臟問題

俗話說得好：「女人都是用血養出來的。」由此可見，一旦沒有了血，女人的幸福也就無從談起。女人的儲血功能先天比男人差一些，而且敏感和思慮過多，更容易讓肝臟受到傷害。

女人每個月都會來月經，換句話說，每個月都會失去一部分血液；當了媽媽後還需要哺乳，乳汁又是由身體中最優質的血液精華凝練而成。所以，不管是從女性的生理還是心理特點，一個女人的一生肯定會失去大量血液。因此，中醫也一直強調「女子以養血為本」。

如果土地失去水分會變得貧瘠，甚至乾枯開裂，在這種情況下，土地生長的植物也肯定會枯萎。同樣的道理，女性如果肝缺血，很容易出現皺紋早生、臉色枯黃、唇甲蒼白、頭暈、眼花、乏力、心悸等症狀，還會加速衰老，甚至有的女性會常常四肢痲木，月經量越來越少，提前閉經等。

從二十五歲到三十五歲，女性經常表現為痛經、閉經、乳房脹痛有腫塊、兩脅脹痛甚至不孕等；三十六歲到五十歲，女性則經常表現為情緒失調，同時伴有頭暈頭痛、失眠健忘、食欲減退等，也就是人們常說的更年期綜合症，同時還會出現黃褐斑。

肝臟就是一個大血庫，肩負血液儲藏和調配的責任。身體除了要儲藏充足的血液，還應該把血液及時輸送給需要的地方。我們伸伸胳膊、踢踢腿，甚至動動眼珠子等每一個細微動作，都得靠肝來指揮。

與此同時，肝臟還會根據身體的實際情況調節血液的循環。當處於睡眠狀態，需要的血液量減少，一部分血液就會回流到肝臟中暫時儲存；而當你進行劇烈活動，或是緊張工作時，身體內的血液又會從肝臟輸送到經脈當中，保障全身的供血。

前文說過，女性大多心思敏感，多愁喜怒，正因為這樣的心理特點，才導致女性比男性更容易肝氣鬱結。

在五行理論當中，肝屬木，脾屬土，木克土，脾土歸肝木管轄，換句話說肝是脾胃的直接上司。在正常情況下，它們各司其職，相安無事。可是一旦我們發脾氣或是傷心時，就容易造成肝氣鬱結或肝氣過盛，中醫把這種現象稱為「木旺乘土」。

我接觸過很多患者，只要一生氣就吃不下飯。很多人遇到這種情況肯定會安慰幾句。我卻不主張這樣做，因為並不是他不想吃飯，而是因為生氣，肝氣鬱結了，肝臟把所有氣都撒到脾胃上，脾胃受了委屈，自然不想吃東西。

因此，生氣時出現不想吃東西的情況是身體本能反應，勸是不會有改善的。只有讓肝氣通暢了，脾胃通暢了，才會有胃口。

不僅如此，肝氣鬱結還會造成乳房脹痛、月經不調、眩暈、腹瀉、反胃、嘔吐、打嗝、腹部脹痛、便祕，甚至子宮肌瘤。

而且，肝臟的面部反射區是左臉頰，肝火過旺，左臉頰很容易出現痘痘。如果是肝氣鬱結，千萬不要亂吃藥，因為不根據身體的五行屬性亂吃藥，很容易讓臉上長色斑。假如你發現臉上開始成片成片地長色斑就要注意了，可能是憂鬱症或重大肝臟疾病的前兆。

另外，肝主筋，人體關節部位的各種不適症狀都可以歸結為筋病。常見的如關節炎、腱鞘炎、腰膝酸軟等。如果肝血不足，就無法滋養筋，筋就會變脆變硬，容易受傷或屈伸不利。

《尚書－洪范》說「木曰曲直」。「曲直」就是彎曲和伸直。如果肝血充足，身體關節自然靈活。如果不注意養肝，就會出現關節轉動不靈、反應遲鈍等問題。

私密處有異味，肝火惹的事

每個女人都希望身體散發出女人特有的清香。但是，很多女性成年後身上會散發出讓自己惱火的「異味」。

到了春季，很多女性發現自己不僅口苦口乾、渾身乏力，下體還出現陰部瘙癢、白帶增多等，有時白帶夾著血絲，散發出腥臭氣味，這就是我們經常說的「陰道炎」。「陰道炎」是女性的常見病，也是典型的婦科疾病，由於其發病並不會帶來顯著不適，再加上女性覺得看婦科有些不好意思等，便選擇了忽視，任其發展。但是你知道嗎？如果不及時治療，陰道炎很可能會發展成骨盆腔發炎、膀胱炎、尿道炎、腎盂腎炎等。

從中醫的角度，陰道炎為肝經鬱熱導致，肝喜歡疏泄，若肝氣長時間鬱結，會在身體中生火，肝木易克脾土，肝火旺盛，脾胃功能就會受損；脾胃受損，水濕就會停留在身體中。水濕和內火鬥爭時，會沿著肝經向下走。足厥陰肝經向下繞經陰部，濕熱一定會沿著肝經直犯陰部，如此一來，為細菌、病蟲提供了棲息地，便誘發了上述症狀。因此，女性若想要遠離此一症狀，首先要做的就是熄滅肝火、消除內熱，還要注意殺蟲止癢。我會推薦雞冠花藕汁。

此方中的雞冠花味甘性涼，入肝經和大腸經，能治療赤白帶下、崩漏、便血等症。蓮藕性寒涼，有健脾益胃、清熱養陰、涼血行瘀等功效。通常女性產後忌食生冷之品，不過藕為消瘀之品，因此是不忌食的。將蓮藕榨汁食用，不僅不會流失營養，還容易消化。將雞冠花和藕汁結合，收澀止帶的同時清熱養陰，婦科疾病自然不再上門。

雞冠花藕汁

食材	鮮雞冠花六百克、鮮藕汁六百克
步驟	①洗淨放入鍋中，倒入適量清水煎汁，二十分鐘後過濾取汁，之後加水繼續煎。 ②重複上述操作兩遍，將三次煎取的汁液混合在一起，開小火慢熬，至水汁變少快乾鍋時加入鮮藕汁五百克，繼續煮幾分鐘，關火，調入少許白糖攪拌均勻，曬乾，研成粉末，放到乾淨的容器內。 ③服用時沸水沖開，每天早晚分別服一次，每次服十克。

提醒此類女性注意，生活中忌食辛辣、甜膩的食物；魚蝦等海鮮類的食物也要儘量少吃，因為此類食物容易助長體內的濕熱，使陰部瘙癢更嚴重。多吃些能利濕的食物，如冬瓜、紅豆、綠豆、薏米等。平時選擇貼身、舒適、透氣性好的內褲；適當運動；刺激隱白穴，都能在一定程度預防婦科疾病。

肝氣鬱結，不孕症找上你

很多女性朋友被不孕症、乳腺增生等婦科疾病困擾，身體和心理都受到了折磨。這些都和肝臟有關。只有保養好肝臟，才能最大限度地遠離這些疾病。

多數女性在得知自己罹患不孕症後，都會急忙到醫院做身體檢查，因此很容易忽視抑鬱情緒對不孕的影響。實際上，很多女人的不孕都是肝鬱導致的，只有通過正確方法疏肝解鬱，才可以重獲「孕氣」！

打開電視或報紙會看到一大堆「主治不孕」的廣告，現代人生活越來越好，醫療水準越來越高，怎麼還有那麼多人不孕呢？實際上，看似享受的生活方式並不利於臟腑健康。人們長期待在室內不運動，冬不冷、夏不熱，抵抗力必然下降。舒適享受的生活正如同慢性毒藥侵蝕著臟腑機能。

對職業女性來說，心理壓力是導致不孕的重要因素。很多職業女性由於激烈競爭承受巨大的心理壓力，每天處在焦慮、抑鬱情緒中，沒能好好宣洩。殊不知，這些不良情緒正在傷害肝臟，導致氣滯血瘀，影響生殖功能。因此，肝鬱是導致女性不孕的直接因素。

我有個朋友三十歲，已婚三年，沒有採取任何避孕措施，卻一直沒能懷孕。這位朋友是個工作狂，典型的女強人，喜歡在公司出風頭，這樣的性格難免會招惹一些「小人」，常因為小事和同事爭執，常常說自己心裡不舒服。

朋友三十歲，家人都希望她能生出個一男半女時，她和老公才意識到結婚三年自己的肚子居然沒有任何動靜。兩個人頻繁地到醫院檢查，結果都顯示他們非常健康，沒有異常，為何不孕始終沒檢查出來。

一次偶然的機會，朋友對我訴苦，我聽完後覺得她的不孕很可能和生氣有關。因為情志抑鬱、憤怒都會傷害肝臟，怒氣長期得不到發洩，導致肝氣鬱結，使肝之疏泄功能失調，衝任二脈失調，月經、胎孕也會受影響，女人就會表現出月經不調、代謝紊亂、不孕等症。

我告訴朋友，回家後服用些疏肝解鬱的中藥，夫妻兩人一起去旅遊，暫時放下工作，專注調養精神，並囑咐她平時按揉大腿內側。大腿內側為肝經之通道，若按揉中有淤積顆粒，說明肝經不暢通，不注意調養很可能影響胎孕生產。用手輕輕按揉出現顆粒的部位，將顆粒逐漸揉散，肝經氣血就會越來越暢通，你會發現自己的脾氣越來越好。

朋友照我教的方法調養半年，果真懷孕了，全家人高興得合不攏嘴。她不再像之前愛發脾氣，與同事的關係也融洽很多。

肝經氣血不足，容易近視

在以前，只有看很多書的人才會戴眼鏡，戴眼鏡被看作學問的象徵，但現在走在大街上都會看到戴眼鏡的人，連小學生都有不少配戴眼鏡的。

據有關部門統計，目前台灣近視人口已從七五%提高到九〇%。其中有兩個最主要的原因，一是沒有防範近視的意識，二是用眼習慣不良，最終將可以治癒的假性近視變成真近視。

我們知道眼睛與肝的關係是最密切的。《黃帝內經》提到「肝開竅於目」，假若肝臟出了問題，就會對眼睛有影響。假若氣血不足，眼睛就會發乾、發澀並帶有脹痛感，看東西不清楚。可能我們都有過這樣的感受，如果晚上沒有充足睡眠，早晨起來眼睛就會非常不舒服，甚至滿眼血絲。這是為什麼呢？

這是因為晚上三點正是肝經當職，假若休息不充足，氣血就不會納入肝經，會影響第二天肝經氣血的輸入。由於眼睛與肝臟的密切關係，肝臟問題就會在眼睛上呈現。再比如長時間注視電腦或電視，眼睛也會有疼痛感，視力越來越模糊，如果閉目養神感覺就不那麼難受，其實這也是肝經得以休息的緣故。另一方面，如果眼睛使用不當，也會對氣血肝臟造成影響，二者之間相互影響。

了解氣血肝臟與眼睛間的關係，可能就知道近視的主因：近視，主要是眼睛過度疲勞，經常用眼傷害氣血，或肝腎虧虛、精力不足，導致視力減弱，無法看清楚遠處的東西。

這樣看來，近視並不是無法治療，關鍵是有沒有治療的決心，能否改掉不良的用眼習慣。如果一邊治療，一邊盯著電腦不放，或者不注意眼睛保健，就是在緣木求魚，不可行而為。

近視的原因，在古代已有認識，《審視瑤函—內障》中提到：「肝經不足腎經病，光華咫尺視模糊。」而在《諸病源候論—目病諸候》中說：「勞傷肝腑，肝氣不足，兼受風邪，使精華之所衰弱，故不能遠視。」對於近視原因都很一致，都是氣血不足、肝腎虧虛所引起的。

這樣看來，可以將近視分成兩種情況。一種是因為氣血不足所導致的，也就是眼睛疲勞，導致氣血損傷，致使看不清遠處的東西。這類近視的患者，眼鏡的度數越大，眼珠向外凸出的越多。

我以前有一個患者，年紀非常小，兩隻眼睛就有五百度的近視，父母認為孩子是看書看電視導致的，所以開始不讓孩子看電視，但是持續一段時間並沒有什麼效果，經人介紹找到了我。我讓孩子每天按摩穴位，只持續了一個月，他的父親就打電話來說孩子的視力明顯好轉，八個月後，孩子的視力基本恢復正常。

除了按摩穴位以外，還可以利用飲食調理的方法治療近視，原理就是補肝血。為大家介紹一種茶飲品，那就是芝麻核桃乳蜜飲。

製作方法非常簡單，只需要到超市買炒過的核桃仁和黑芝麻，放入牛奶或豆漿中一沖就可以了。偏好甜食的人，可以放入一勺蜂蜜，既可以當作早餐飲品，還可以當成下午茶。核桃仁性味甘溫，可以滋養肺腎兩經，補腎增精，益智健腦。黑芝麻味甘性平，歸入大腸經、肝經、腎經，補肝腎、養精血。如果加入牛奶或蜂蜜，還有滋陰潤燥的作用。

還有一位患有輕度近視的患者，通過我推薦的按摩穴位和食療方法，不僅治好了近視，便祕的毛病也有所改善。

只有氣血充盈，眼睛才能給我們更好的視野，因此，希望摘掉眼鏡的朋友和不希望戴眼鏡的朋友，一定要養護氣血，保護視力。

肝火太盛，氣血上沖

週六下午，我剛準備午睡，突然有人敲門，是樓上的鄰居唐大哥。兒子扶著他，他用一塊布捂著鼻子，說是鼻子流血了。

我趕緊讓他們進屋，讓唐大哥仰躺在地毯上，看了一下他的舌頭，舌苔黃而舌頭紅，脈象很細，是肝火過旺的症狀。據他兒子說剛才和家人爭論一件事，心裡一激動，鼻子就流血了。知道是火氣過旺引起的卻不知怎麼處理，只能用塊布把鼻子捂住，到我這尋求幫助。我趕緊找了一塊濕毛巾放在唐大哥額頭上，過一會兒鼻血就不流了。這時唐大哥的臉色正常了很多，只是一陣搖頭歎息。

「叔叔，我爸這是什麼原因啊？一會兒還會流血嗎？」大哥的臉色漸漸恢復，但又浮現了愁容。唐大哥說：「這兩年生意難做，我在外苦心經營，就想多賺點錢，讓家裡人過好點。可孩子他媽總是疑神疑鬼，每天都要和我吵架。」我估計的不錯，唐大哥又說：「最近沒有食欲，嘴裡很苦，經常有頭暈的感覺，胸口發悶，心情非常煩躁。你幫我看看，我是不是得了很重的病？」

唐大哥是個自尊心強的人，不會輕易向別人訴苦。這次說出心裡話，想來這兩年沒少受刺激。中醫說「鬱怒傷肝」，憤怒和鬱悶都會傷害肝臟。而肝的主要功能是疏通排泄，肝臟受傷，就會導致脾的調節能力降低。悲者更悲，怒者更怒，長期如此，只會造成更嚴重的後果。唐大哥今年四十多，身體各項機能都處於下降的趨勢，再加上事業不順，難免氣鬱結在心中。今天突然流鼻血，表面上是吵架引起的虛火上升，其實是肝臟出了問題。

想徹底讓流鼻血的症狀消失，最重要的就是清肝火，讓肝臟的疏泄功能恢復。如果採用藥物治療，梔子清肝湯和龍膽瀉肝湯都是不錯的選擇。但我一般儘量不採用藥物治療，因為身體有一定的調理功能，如果吃入藥物，可能會損害身體的其他功能，所以我推薦夏桑菊沖劑和對太沖穴的按摩。

太沖穴，這個穴位最大的特點就是可以降肝火。夏桑菊沖劑是一種降火飲料，其中野菊花、桑葉、夏枯草三味藥都有很強的明目清肝、散熱疏風的功效，日常火氣大，頭暈眼痛的人可以經常喝。唐大哥肝火太盛，所以我建議他增加劑量，一日三次，每次喝兩包，堅持一個月，並按摩太沖穴，肝火就會下降。

細心的人會發現一個細節，我最開始是用濕毛巾包住額頭，這是很普通的急救法。流鼻血時最好讓人迎面仰躺，頭部向後垂，用冰袋或濕毛巾包住額頭或鼻翼兩側的迎香穴，可以及時止住鼻血，以免流血過多。當然這種方法較適合急救，如果流鼻血的次數很多，最好到醫院檢查。因為除了肝火旺盛以外，還有很多的原因會造成鼻出血，不能疏忽。

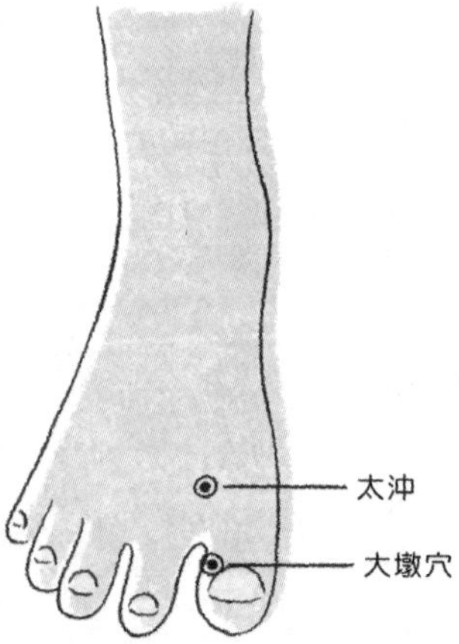

唐大哥的兒子將內容寫在筆記本上，唐大哥看到非常感動。可惜臉上還是憂鬱。其實如果心裡不能釋懷，肝火還會上升，再好的藥物也於事無補。人生總有不得意，得意時不過於張狂，低谷時也不過於抑鬱，只有保持平和的心態，肝火才不會上升，才能延續幸福之路。

第2章

是什麼讓你的肝臟傷痕累累？

肝臟的四喜四惡

肝臟最喜愛的四件事

❶**好情緒**。中醫認為肝主疏泄、調暢氣機。氣機通暢、氣血暢達又依賴精神狀態的舒暢開朗，故肝與情志活動關係尤為密切。中醫說的「肝喜調達」，就是積極樂觀、舒暢開朗的情緒是肝臟正常的前提。

❷**好睡眠**。中醫經脈理論認為淩晨前後為「肝經」時間。肝臟需要在沉睡中休息，所以一定要按時睡覺才能養肝、排毒。肝膽在晚上十一點開始走肝膽，這時進入夢鄉能讓肝臟自我修復，將不良影響降到最低。

❸**肝愛綠色**。肝臟喜歡綠色，綠蔭草坪都是肝臟特別喜歡的，多看看綠色可以間接促進肝臟的代謝功能，為肝臟排毒起到事半功倍的效果，辦公桌上一小盆綠色植物也有同樣作用。

❹**排便通暢也護肝**。便祕會迫使肝臟負擔加重，所以排便通暢是為肝臟排毒的首要任務，把毒性物質及時從體內排出才能減輕肝臟負擔，可在晚上入睡前按摩腹部。

肝臟最厭惡的四件事情

❶ **飯後茶**。飯後，尤其是吃完油膩食物後最好不要飲茶，因茶葉中含大量鞣酸，能與蛋白質合成具有吸斂性的鞣酸蛋白，使腸道蠕動減慢，容易便祕，增加有毒物質對肝臟的毒害作用。

❷ **指甲油**。美甲不當也傷肝，指甲有吸收的功能，未經消毒或沒有正確消毒的美甲器械，可能會造成交叉感染一些皮膚病，一旦破損，還可能染上肝炎等疾病。因此美甲最好自備工具。

❸ **酒精**。酒精通過肝臟分解，在分解的同時，肝臟也中了它的毒。酒不但直接損害肝臟，也影響其他營養素的吸收利用，對肝臟的傷害就更加嚴重了。

❹ **藥片**。任何藥物代謝都要經過肝臟，長期吃藥的人，建議定期檢查肝功能。

思慮過度很傷肝

當身體受到精神刺激造成心情不暢、精神抑鬱時，將嚴重影響肝臟功能的正常發揮。而肝臟又是通過調節氣機，輔助脾胃消化、運輸飲食精微，肝氣鬱結就會造成氣機不利，不思飲食。

我曾接診過一位病人，馬上就到退休年齡卻辭職了。離職後心情鬱悶，整天茶不思飯不想。特別是頭兩年，什麼都不想做，整天坐在家中發呆，還出現了心煩、沒有胃口、胃脹打嗝、睡眠不好、夢多等症狀。看什麼都不順眼，甚至連自己的老伴看了都心煩，媳婦、兒子更不要說了。

最後老先生的兒女只好搬出去，但此時他又開始難受了。家人在跟前，他覺得煩；家人不在跟前，他又覺得委屈，覺得自己老了，兒女不管自己了。最後，老先生去醫院檢查，卻沒發現什麼問題，弄得兒女也不知道該怎麼辦。

後來，老先生的家人找到了我，說他好幾天沒吃飯了。我通過一番了解知道大概症狀，又發現老先生總是唉聲歎氣，把了把脈，發現脈也細弱無力，最後確診老先生是典型的自主神經功能紊亂。於是開給他一些逍遙丸還有調養方藥，讓其回家調理，並建議他最好能做一些心理方面的治療。

後來，通過心理脫敏治療以及相應的藥物治療，兩三個月後，病人開始慢慢好轉。有一天，他特意跑來和我說現在頭不疼了，能好好吃飯，睡眠品質也好多了，心情舒暢，病情出現好轉。

當然，在實際診斷過程中，病情嚴重到像老先生的並不多見。但是出現心情不好，思慮過度，不想吃飯，很多人都有過類似經歷。《黃帝內經》中有「思傷脾」的說法，簡單就是說一個人的精神心理活動與臟腑的功能存在很大關係。

其實，不僅思慮太過會影響食欲，不良的心理因素也會造成各種身體和精神疾病。中醫認為，月經不調、糖尿病、高血壓、冠心病、心肌梗塞、胃十二指腸潰瘍等疾病都與心理因素有關。人一旦出現精神問題，就會導致氣血失衡，容易誘發疾病。《丹溪心法—六鬱》曰：「氣血沖和，萬病不生，一有拂鬱，諸病生焉。」因此，一定要保持良好情緒。

在這為大家介紹四種緩解不良情緒的方法：

1. 學會放鬆

快節奏和競爭激烈的社會，人們壓力越來越大，容易引起緊張、焦慮等情緒，導致胃分泌酸干擾功能失調，食欲下降。因此平常必須注意自我放鬆。可以通過冥想、瑜伽放鬆等方式來放鬆自己。還應規律生活、學習、工作，休息時間也要儘量保持始終統一。

為大家介紹一種漸進式放鬆法，也就是把握「緊張－放鬆－更緊張－更放鬆－再緊張－完全放鬆」的原則，對身體能從頭到腳進行放鬆。當然，進行漸進式放鬆法時，最好能尋找一個相對安靜沒有騷擾的環境。

2. 吃飯時心情要愉快

吃飯時保持愉快，更容易促進食欲。如果是生氣或心情不好、大怒、哭泣等情況最好不要進餐，更不要勉強進餐，等到心情平復後進餐才不會傷害身體。

3. 保持幽默

幽默感對於不良情緒具有強烈的抵制作用，平常應多培養幽默感。可以多看看幽默的笑話，多聽聽幽默的表演小品，多講一些幽默的話，讓原本過分認真的自己放鬆，用一種幽默的態度去處理嚴肅的事件。只有這樣才會活得輕鬆自在。

4. 經常散步和曬太陽

焦躁不安時可以出門散步，呼吸新鮮空氣，對身體是非常有好處的，特別是能讓我們體會到愉悅感。即使是短短幾分鐘的散步，就可以讓血液中的複合胺濃度升高，達到平穩情緒，減少焦慮的效果。

房事無度很傷肝

肝病在過去並不常見，但是現代人生活及工作習慣等的不規律易患肝病。現代人要顧家庭，在外還要拚工作，勞累容易傷肝。這裡說的勞累包括勞力、勞神、房勞。勞力過度，會耗上肝氣；勞神過度，會暗耗陰精；房事過度，會耗損元氣。

當疲勞感襲來，特別是腦力勞動是危害上班族健康的主要因素。長時間處在高強度的工作狀態，過度勞累使肝氣偏弱。疲勞首先損傷的就是肝臟。一個人如果長期處在疲勞狀態，免疫力就會下降、生物時鐘紊亂、生活不規律、免疫功能失調等，這些皆為肝病的誘因。特別是有肝炎病毒感染史、慢性肝病患者都應提高警惕，千萬不能疲勞過度。

房事過度也會傷肝，因為肝主筋，而生殖器官屬筋，房事過度，筋就會出問題，勢必會影響肝臟健康。此外，過度勞累，還會傷及手腳腰背等關節筋骨，使筋功能受損，損傷肝臟。

尤其是肝硬化患者，睡前節欲是非常重要的。肝硬化早期應儘量減少房事次數；肝硬化晚期要禁止同房。縱欲過度會傷腎，腎臟受傷會影響人體水液的正常代謝和排泄過程，引發水液停留。所以，會加重肝硬化患者腹水的門脈高壓，導致食管、胃底靜脈曲張，容易發生上消化道出血，這也是引發肝硬化患者死亡的重要誘因。

肝硬化患者如果房事過度，性交的過程會導致靜脈壓明顯上升，容易誘發消化道靜脈破裂，引發大出血。所以，性生活不潔有時會成為上消化道出血的主要誘因。

肝硬化患者房事過度，對於疾病的康復是不利的，還可能會導致消化道出血、肝昏迷等症，所以一定要注意節欲。

久視眼勞很傷肝

現代人一天到晚不是對著電腦就是手機，經常會出現眼睛乾澀、視物模糊、渾身疲倦、情緒不穩、月經不調等。中醫認為「久視傷肝」、「肝開竅於目」，經常看電腦、看手機、看書的人肝臟很容易受傷。

我一個朋友是新聞編輯，連續七、八年長時間對著電腦和稿件工作，一開始覺得自己每天坐辦公室挺幸福的，現在卻苦惱不已。他說自己現在一到下午兩三點眼睛就發昏模糊，總是想揉眼睛，而且兩肋悶痛，唉聲歎氣，有時甚至噁心想吐。最開始他以為這些症狀沒什麼大不了，但現在越來越嚴重，這才過來找我，問我有沒有什麼方法幫他改善。

肝臟和眼睛的關係在前文提過，肝提供的血液和陰液能滋養眼睛。肝是明目之源泉，肝不好時受抑制，分泌的血液和陰津就會減少，使眼睛得不到滋養，變得乾澀。肝通目，所以用眼過度會傷及肝臟。經常對著電腦，覺得看不清東西，就要注意眼睛，同時也要調理肝臟。現代人，特別是電腦一族，養眼就等於養肝，養肝有益於養眼。

我囑咐他回去多閉目養神，對眼睛和肝大的養護都是非常必要的，具體操作如下：

❶ **確保睡眠充足**。現在「夜貓子」越來越多，但是建議摒棄這種不良的生活方式，每天晚上十點以前上床睡覺，早上六點起床，利於養神養眼。

❷ **利用上下班時間**。上下班時多閉目養神。工作一小時閉上眼睛休息十幾分鐘；下班坐公車時，閉上眼睛休息幾分鐘。總之，只要有時間，就儘量閉目養神。如果可以

配合內觀、冥想呼吸更好。路途遠的朋友，需要坐比較長時間的公車，更不能錯過這個養神的機會。長期堅持能振奮一天的精神，更利於工作。晚上睡覺時也相當於閉目養神，能讓你走出疲憊，恢復精力，提高工作效率，養目養肝。

做到上述這兩條，配合吃綠色蔬菜、保持良好情緒，即可有效改善眼部疲勞、護眼養眼，進而養護肝臟。

熬夜不睡很傷肝

臨床醫學證明，除去遺傳、傳染因素，大多數的肝臟疾病都與「熬」有關。很多人的肝病其實是「熬」出來的，一般熬夜的人大多雙目赤紅，這是肝火上升的症狀。長期如此，必然傷肝。

在傳統文化中，古人將睡眠稱為「眠食」。曾國藩有「養生之道，莫大於眠食」的名言。英國劇作家莎士比亞將睡眠譽為「生命筵席」上的「滋補品」。世界衛生組織確定「睡得香」為健康的重要客觀標誌之一。研究表明，睡眠是人類自身對腦和神經系統的有效調節。高品質的睡眠狀態下，體內會出現一系列有利於生理、生化的變化，起到祛病延年的作用。

《黃帝內經》記載「人臥血歸於肝」，春季應「夜臥早起」。現代醫學研究證實，睡眠時進入肝臟的血流量是站立時的七倍。流經肝臟血流量的增加，有利於增強肝細胞的功能，提高解毒能力，並加快蛋白質、胺基酸、糖、脂肪、維生素等營養物質的代謝，維持機體內環境的穩定，抵禦春季多種傳染病的侵襲。

晚上十一時至次日三時，是肝臟活動能力最強的時段，也是肝臟最佳的排毒時期，如果肝臟得不到休息，會引起肝臟血流相對不足，已受損的肝細胞難以修復並加劇惡化。肝臟是人體最大的代謝器官，受損足以損害全身。所以不管有何種應酬，都應儘量在晚上十一點前進入深度睡眠，以免影響肝淨化血的功能。

中醫提出過這樣的睡眠機制：陰氣盛則寐（入眠），陽氣盛則寤（醒來）。夜晚要在子時前上床睡覺，子時進入最佳睡眠狀態。《黃帝內經》中有這樣的睡眠理論：夜班子時為陰陽大會，水火交泰之際，稱作「合陰」，為一天中陰氣最重的時間，陰主靜，因此半夜一定要處在深度睡眠狀態。

如果條件允許，最好晚上九點開始睡眠。雖然現代人大都喜歡夜生活，但健康耗費了就很難重生，為了健康也應當及早入眠，如果實在為難，也應在晚上十一點前就寢。有句俗話說得好：「睡覺治百病。」從中醫養生的角度，睡眠是每位患者必須遵循的養生之道。

在人的生命中，約三分之一的時間處在睡眠狀態，由此可見，睡眠對人來說尤為重要。中國歷代的養生學家都認為，睡食二者為養生之要務。睡眠對於平衡人體陰陽來說非常重要，究竟如何睡覺才合理呢？即遵守「日出而作，日落而息」。四季的睡眠規律為：春夏季節晚睡早起；秋季早睡早起；冬季早睡晚起。這是根據自然規律定下來的睡眠規律，也就是春生、夏長、秋收、冬藏，及太陽升落時間。

雖然通過睡覺養肝是簡單的事情，可對於現代人，尤其是經常參加各種應酬的人來說，午夜可能正在娛樂的興頭上，精神處在興奮狀態，根本睡不著或者不能睡。這樣一來，肝臟就必須繼續運轉，輸出能量，使新陳代謝不能完成，非常傷肝。

有的人也許會說，不是我不想睡，而是躺在床上實在睡不著！針對這種失眠狀態，教大家幾種簡單促進睡眠的方法。

❶睡前喝一杯溫牛奶，注意，喝過牛奶後要喝半杯溫開水，以免損傷牙齒。

❷因高血壓或因怔忡不安而失眠的患者，可以取五百克芭蕉根和一百克瘦豬肉，一同

放入水中煎服，可催眠。

❸睡前吃個蘋果或在床頭放些芒果、香蕉等香味濃郁的水果，能鎮靜中樞神經，促進睡眠。

❹心虛、多汗、失眠的人，可以取一顆豬心切開，裝入黨參、當歸，放入鍋中蒸熟，取出中藥，食用豬心，喝湯，效果是非常好的。

❺經常失眠的人可以取適量蓮子、龍眼、百合、粟米熬粥，能幫助迅速入眠。

❻取一勺食醋，倒進一杯冷開水中，飲用能促進睡眠。

服藥不當很傷肝

常言道，是藥三分毒。在隱源性肝炎中，一半是藥物性肝炎，而臨床上約一五％的藥物性肝炎是不合理用藥導致的。《本草綱目》中有三分之一的中草藥被列為下品藥，這些藥物有毒性，主要用於強力糾偏，使病人重歸陰陽調和，需要見好就收，不可久服。

肝臟就像一塊充滿血液的嫩豆腐。作為人體藥物轉化的主要器官，常常會受到藥物的傷害，是藥物性損傷的「重災區」。除了一些抗結核藥物、化療藥物等傷肝的主要「兇手」外，不少中草藥也脫不了關係，並且由於人們普遍認知錯誤，其潛在危害也更大。

有資料顯示，長期或超量服用薑半夏、蒲黃、桑寄生等，可導致一般性肝損害，出現肝區不適、疼痛、肝功能異常。如果超量服用黃藥子、雷公藤煎劑，可致中毒性肝炎。長期用大黃或靜脈滴注四季青注射液，會干擾膽紅素代謝途徑，如導致黃疸。

生活中常見損害肝臟的中藥主要有：薄荷、番瀉葉、何首烏、千里光、望江南等。小柴胡湯、六神丸、牛黃解毒片等中成藥也可引起肝損害。治療類風濕性關節炎、牛皮癬、骨質增生、白癜風、乳腺增生、肥胖、銀屑病等疾病的中藥運用尤其需要重視。

不過，不必過分恐慌。肝功能正常的人，若通過醫生的辯證配伍，中藥按常規劑量使用，一般不會有問題。但慢性病患者，需要長期大量服藥的人群以及孕婦、兒童、老人、本身有肝臟病變的人，都是藥物性肝損傷的高危險群，用藥要格外注意。

此外，日常服用的很多西藥對肝臟也有一定損害，需要注意：

❶ **解熱鎮痛藥**。此類藥物如阿斯匹靈、乙醯胺酚、布洛芬、消炎痛、保泰松等均會引

起中毒性肝損害。若每日使用阿斯匹靈超過五克，或每日使用乙醯胺酚超過二克，都易引起急性肝損害。

❷ **抗生素**。此類藥物如大環內酯類藥物、磺胺類藥物、氯黴素、苯唑青黴素、制黴菌素、克林黴素、四環黴素、酮康唑、無味紅黴素等均可引起明顯的肝損害。在使用苯唑青黴素時，若用量過大，用藥五天即可發生中毒性肝炎。

❸ **治療消化系統疾病的藥物**。此類藥物如西咪替丁、雷尼替丁及門冬醯胺酶等，均會引起中毒性肝損害。

❹ **治療心血管病的藥物**。此類藥物如甲基多巴、奎尼丁、胺碘酮、非諾貝特、洛伐他汀等均會引起肝損害。其中，甲基多巴可損害用藥者的肝細胞和膽小管。少數患者在使用甲基多巴一至三週後會出現黃疸和轉氨酶升高，甚至會發生肝臟的肉芽腫增生、肝硬化和肝壞死。

❺ **降糖藥**。此類藥物如達美康、優降糖、格力奎棟、降糖靈等均可損害肝臟。

❻ **性激素類藥物及避孕藥**。此類藥物如甲基睾酮等雄性激素及甲地孕酮、炔雌醇、炔諾酮等口服避孕藥均可引起黃疸等肝損害症狀。

❼ **抗腫瘤藥**。此類藥物如硫唑嘌呤、氨甲蝶呤、5-氟尿嘧啶、巰嘌呤、絲裂黴素、環

磷醯胺等均可損害肝臟。其中，硫唑嘌呤使用藥者出現黃疸的概率可達到二〇至四〇%；氨甲蝶呤可使用藥者發生肝硬化；而絲裂黴素可使用藥者出現中重度的肝損害。

❽ **抗精神病藥**。此類藥物如氯丙嗪、三氟拉嗪等均可損害肝臟。在使用氯丙嗪的病人中會有一至四%的人在一到四週內發生肝內膽汁淤積，有的甚至會發生肝功能衰竭而死亡。

❾ **抗癲癇藥**。此類藥物如苯妥英和丙戊酸等，均可損害肝臟。

❿ **抗結核藥**。此類藥物如異煙肼和利福平等，均可損害肝臟。對異煙肼過敏者在使用該藥一至兩個月後就會出現嚴重的肝炎，甚至發生肝壞死。若把異煙肼與利福平聯合起來使用，更會大大增加這類藥物的肝毒性。

怒火太旺很傷肝

生活中，我們常會說：「氣死我了，氣到肝疼！」其實發怒時，正是肝起了主導作用。

《黃帝內經》中有一個形象的比喻：「肝者，將軍之官也，謀略出焉。」古人為什麼不把肝臟比喻成文官呢？肝主疏泄，具有疏通、條達、升發、暢泄等功能。它就像一個將軍，將軍是武官，力量強火氣足，喜歡騎馬在寬廣場所馳騁。碰到不通的地方，就殺出一條血路。肝也是一樣，它的疏泄生發功能就像竹筍破土生髮一樣，連「石頭」都能頂翻。這就是「發怒源於肝」的道理。因此，肝氣順暢時，我們才能良好地協調自身的精神和情緒活動。

那為什麼有的人愛生悶氣，有的人卻脾氣火爆呢？如果肝氣疏泄太過，人就會表現得情緒亢奮、精神旺盛，容易大發脾氣，伴煩躁、頭暈、頭痛、失眠。相反的，肝氣如果沒有及時疏泄，人就會表現為精神抑鬱、多愁善慮、胸肋脹悶，還會經常莫名其妙地歎氣。這兩種情況，中醫稱之為「肝火旺」和「鬱怒」，二者都極易傷肝，引起肝病或在肝病過程中使病情加重。

《黃帝內經》有句原文：「大怒則形氣絕，而血菀於上，使人薄厥」，意思就是：大怒傷肝，導致肝氣上逆，血隨氣升，氣血鬱（菀）於頭部而致昏厥，甚至暴亡。用現代醫學解釋就是，如果一個人患有高血壓、心腦血管疾病，生氣等因素誘發，使血壓飆高，就可能導致腦血管破裂出血（腦出血）或心臟病發作，引發猝死。

而鬱怒者多性格內向，不喜表達。長期的委屈鬱怒等久積不泄，鬱積於肝。中醫稱之為「肝氣鬱結」。

我有個朋友是事業女強人，在公司裡是眾人稱讚的主管，三十五歲遇到心儀對象，婚後搬到老公家中與婆婆同住。可自從結婚後，朋友卻患上偏頭痛，怎麼治都治不好。去醫院檢查，有的醫生說她是血管性頭痛，有的醫生說是神經性疼痛；有的醫生說是由於頸椎問題出現的不適，有的醫生認為可能為心臟供血不足所致。最後，她做了核磁共振，顯示腦袋裡什麼問題都沒有。

後來朋友終於找到了病因，自從和婆婆住在一起後，她發現婆婆非常強勢，一旦她做什麼事讓婆婆不滿意，就會被嘮叨。很長一段時間，朋友一回家看到婆婆就會有些不舒服，頭部隱隱作痛，到了夜間就睡不著，時間一久就常頭痛。

朋友出現的狀況，讓我想起中醫理論提到的「怒傷肝」。肝臟中儲藏大量氣血，怒則氣上，生氣會使肝臟儲存的氣血迅速從肝臟中出來，使得肝臟儲備的氣血流失。流失容易，但要再儲存就難了。若一個人容易生氣，而且常常生氣，時間一久，自然會導致肝功能受損，尤其對於肝病患者傷害是非常可怕的，若肝病患者氣血不足，會在很大程度上誘發肝硬化。

生氣除了會損害肝臟，還有以下幾種害處：

☒ **傷胃**。氣憤時不思飲食，時間一久，胃腸消化功能就會紊亂。研究發現，愛生氣的人罹患癌症的機率大幅提升，不過醫生尚未弄清怒氣和癌症之間的關係。

☒ **傷腎**。經常生氣的人腎氣會不暢，容易出現閉尿、尿失禁等。

☒ **傷肺**。人生氣時呼吸會變得急促，會誘發氣逆、肺脹、氣喘咳嗽、危害肺部健康。

☒ **傷心**。氣憤時心跳會加速，出現心慌胸悶等異常，甚至會誘發心絞痛、心肌梗塞。

☒ **傷膚**。經常生悶氣，臉色會變得憔悴、雙目浮腫、皺紋叢生。

☒ **傷內分泌**。生悶氣會誘發甲狀腺功能亢進。

☒ **傷腦**。一個人發怒時氣會向上衝，血會向上湧，會引發一系列不良後果，如腦出血。

☒ **傷神**。生氣時會因無法平靜而難以入睡，導致精神恍惚，無精打采。

我們都知道女人愛哭、愛生氣，但為什麼普遍比男人長壽呢？這主要是因為「怒則氣上」，暴怒容易激發肝氣，使之鬱勃上衝，引起氣血奔迫於上。這時氣要發洩出來，怎麼辦呢？哭！一哭，肝氣就疏散出去了，情緒自然穩定了。

所以當女人生氣時，想哭就讓她哭吧。哭出來了，心情好了不說，也有益健康。

華人有句老話：「男兒有淚不輕彈。」這不知害了多少男人。男人如果愛哭並不代表他軟弱沒出息。從養生角度來看，哭出來才是養生之道。當然，大部分男人是不願意掉淚的，怎麼辦呢？滿腹怒氣總要發洩出來。所以沒人吵架時，就一個人在屋子裡吼幾聲罵幾句都可以，總之一定要把肝氣疏散出去。

下面，為大家介紹幾種疏肝解鬱的食療方。

佛香梨 疏肝和胃。

食材	佛手瓜五克、制香附五克、梨兩個
步驟	①佛手瓜、香附研末備用。 ②梨去皮，切開挖空，各放入一半藥末，合住放碗內，上鍋蒸十分鐘，即可用。

蔥煮柚皮 解鬱下氣化痰。

食材	新鮮柚子皮一個、蔥兩根、花生油、鹽適量

步驟	
	① 取新鮮柚子皮放炭火上，將柚子皮外層黃棕色表層燒焦刮去，放清水中浸泡一日，使其苦味析出。 ② 切塊加水煮，將熟時把蔥切碎加入油鹽調味。每日兩次飲服。

茉莉花糖水 理氣舒肝解鬱。

食材	茉莉花三至五克、白砂糖適量
步驟	① 茉莉花、白砂糖加清水七百五十毫升，煎至五百毫升，去渣飲用。 ② 或茉莉花以沸水沖泡加適量白糖頻頻飲用。每日一次，代茶飲。

飲酒無度很傷肝

朋友所在的醫院曾接過一位急性心衰竭的病人，病人在一次酒宴時突然氣喘，呼吸困難，被送醫急救。後來確診為酒精性心肌病變（即心肌肥大），並且心臟衰竭。

這位病人只有四十八歲，自從負責公司接待工作後，每天應酬喝酒，一天一斤多白酒，一喝就是十幾年，五年前得了脂肪肝。這一次發生急性心衰竭也正是十多年喝酒惹的禍。

酗酒為什麼會導致心肌肥大？因為酒精中毒會引起心肌細胞變性，引發心肌壞死，細胞凋亡，心肌逐步纖維化，為了打更多的血，心臟不得不「加班」，導致心肌肥大。

此外，暴飲酗酒，還很容易被酒精性肝疾病纏身。乙醇代謝的延伸物可引起肝細胞的炎性反應，導致酒精性肝病。若黏膜屏障受損，酒精更易進入血液，飲酒半小時至兩小時就達到巔峰，對肝臟的損害快而大，久而久之有酒精性肝炎或酒精性脂肪肝，繼續發展可能變成酒精性肝硬化，此時肝損傷不可逆。

中華醫學會肝病學分會《酒精性肝病診療指南》（二〇一〇年版）中指出，男性攝入酒精量四〇 g／天【酒精量（g）=飲酒量（ml）×酒精度（%）×〇．八】，女性二〇 g／天，五年就可出現酒精性肝病。無論男女攝入酒精量八〇 g／天，兩個月就可出現酒精性肝病。可見，女性比男性更敏感，更小的劑量，更短的飲酒期限會出現更嚴重的酒精性肝病。

此外，有的人沒有這樣的飲酒頻率和飲酒量就有酒精性肝病，有的人超量也不一定有問題，這和性別、遺傳易感性等個體差異有關。有的人基因決定了他對酒精敏感，喝多少都可能出現酒精性肝病；有的人本來就有其他肝病如B肝等，已有肝損害，就更容易發生酒精性肝病；還有的人有代謝紊亂的問題，如有糖尿病、高脂血症等，也容易得酒精性肝病；營養差的人也更容易因喝酒而得酒精性肝病。

所以建議大家，一個成年男人一天飲用酒的酒精量不超過二十五克，相當於啤酒七百五十毫升或葡萄酒二百五十毫升，或三十八度白酒七十五克、高度白酒五十克。成年女性一天飲用酒的酒精量不超過十五克，相當於啤酒四百五十毫升或葡萄酒一百五十毫升，或三十八度白酒五十克。即使酒量大，喝一斤也不醉，但是酒精損害已經存在，所以從保護心臟的角度出發，應自覺限量飲酒。

以下，是由中華醫學會編撰的第一部《飲酒指南》建議：

❶ 控制每天飲酒不超過十五克酒精。

❷ 不要空腹喝酒。

❸ 非飲不可在晚餐時飲。按生理時鐘來說，人體內的各種酶一般在下午活性較高，因此在晚餐時適量飲酒對身體損傷較小。

❹少量慢飲比較適宜。

❺不要有邊飲酒邊吸菸、酒和茶混著喝，混酒喝的習慣，會加重身體損害。

❻飲酒前吃些食物，或在喝酒同時攝入豆類、蛋類、牛奶等富含蛋白質的食物及油膩食物，也可補充維生素Ａ和Ｂ群，能延緩酒精的吸收、保護胃黏膜和肝臟。

❼精神狀態不好時少喝或不喝。身體條件、精神狀況良好時，人對酒精的分解能力相對較強。

❽女性更要少喝酒。女性比男性更易受到酒精的影響，故應少喝。

❾病人、服藥時應禁酒或限酒。患病時應禁酒或遵醫囑，以免加重病情或增加新疾病。

❿肝病、肝損傷者別挑戰喝酒，最好戒酒。

⓫有消化性潰瘍或胃病者不要喝烈酒，也不要空腹喝酒。

久坐久行很傷肝

在到我這看病的肝病患者中，很多人都是長期使用電腦的。

有一位張小姐，除了上班，其餘時間都在電腦前度過，不是聊天，就是看連續劇。一年前，二十八歲的她患上了B型肝炎，至今仍在吃藥治療。

上週三，她感到食欲變差，失眠的她經朋友介紹來找我，結果發現B肝病毒指標升高。我知道她長期使用電腦的情況後，一再提醒她要少玩電腦，坐一段時間後要起來活動。她依言去做了一段時間，感覺果然好多了。

正所謂「久視傷肝，久坐傷骨。」有過肝炎病史和B型肝炎病毒帶原者，久坐電腦前會誘發肝病復發。因此，電腦一族一定要養肝護肝。按人的生理規律，每天最好在晚上十一點前入睡，多吃綠色食物，保持良好情緒，不要長時間在電視電腦前。

「久行傷筋」，也是「五勞七傷」之一，從字面意義很好理解，走路走多了，肌肉、骨骼、關節，包括筋都會受到損害，筋又連著關節和肌肉，損傷就更嚴重了。為什麼久行會傷肝？這與肝藏血有關，行走是需要消耗氣血的，長時間行走，氣血消耗較多，所以肝會有所損傷。再者，肝主筋，也就是人全身的筋膜有賴於肝血滋養，肝血充盈，筋力才能強健。久行耗損肝血，反過來也傷筋，這與久視傷肝的道理是一樣的。

很多老年人喜歡步行鍛煉身體，老年人本來就氣血不足，筋的功能不如年輕人，肝臟也不如年輕人強壯，長時間步行肯定傷筋傷肝。稍微上了一點年紀的人，逛一天街就會感覺大腿筋疼，這也是久行傷筋的表現。所以原則就是儘量避免久行，如果避免不了，就要適當休息。

《黃帝內經》指出「春夏秋冬，四時陰陽，生病起於過用，此為常也。」沒錯，人體很多病都是因為「過度」引起的，例如五味過度使用會致病，情志過用會致病等，所以不僅要注意「久視傷血」和「久行傷筋」，保護肝臟，其他方面也要注意，做什麼都別超過，別違反事物固有的正常規律，才能享受事物積極的一面，為我所用，享受健康。

勞累非常很傷肝

臨床上常見晚上熬通宵的人，檢查肝功能時轉胺酶往往會不同程度地升高。這是因為過勞損傷肝細胞。

古人認為「肝主筋」，為罷極之本。人在臥床休息時，肝血流明顯增加，有利於肝臟的新陳代謝或受損肝組織的修復。過度疲勞，會使肝臟缺氧缺血情況加重，容易使受損的肝細胞因缺血缺氧而壞死。另外，在疲勞狀態下，人體免疫功能會明顯下降，B肝病毒會乘虛而入，迅速繁殖，使病情加重。

臨床上還發現許多B肝病毒帶原者的發病也與過度疲勞有關。感染B肝病毒自己往往不知道，病毒長期在體內潛伏，直到合適機會就會發作，往往是指患者處於高度疲勞、酗酒過度或傷風感冒等，導致免疫功能下降的情況。

勞累、生活不規律都會使肝病患者的疾病加重或復發，勞累本身雖不是肝病的病因，但它是肝病的誘因。如今生活節奏加快，疲勞接踵而至，腦力疲勞尤甚。人長期在疲勞狀態下，免疫力下降、免疫調控失調、生活習慣不規律等都是誘發肝病的原因。

長期熬夜會令肝臟功能紊亂。成年人正常睡眠時間應為六至八小時。睡眠期間，包括肝細胞在內的所有細胞開始自我修復，靜臥可增加肝臟四〇%的血流量，使肝臟得到更多血液、氧氣及營養的供給，有利於肝細胞修復和再生，讓肝臟更健康。

特別強調，尤其是有肝炎病毒感染史，及患有慢性肝病的人特別要注意，千萬不能勞累。

飲食不當很傷肝

對於肝臟來說，很多食物有助於肝細胞功能修復，但也有些食物可能是肝臟的敵人，不僅不利肝臟健康，還會損害肝臟功能，不宜多吃。

☒**甜食**。甜食是披著甜蜜外衣的殺手。巧克力、糖及各種甜食，一日之內不宜多吃，吃過多會使胃腸道的酶分泌過多發生障礙，影響食欲。糖易發酵，能加重胃腸脹氣，容易轉為脂肪，加速肝臟對脂肪的儲存，促進脂肪肝發生。

☒**含防腐劑的食物**。各種便利食品如速食麵、香腸、罐頭等都可能加有防腐劑與食品色素等，經常食用會增加肝臟代謝和解毒功能的負擔，對於肝臟解毒能力較差的患者會帶來不利影響。

☒**發黴變質食物**。研究發現，如花生、大豆、玉米等食物發黴後，會產生一種致癌物質──黃麴毒素，對肝臟有極強的肝毒性，且容易導致肝細胞受損、變性甚至壞死，繼而導致或誘發肝癌發生。對機體、對肝臟都是極為不利的食物。

☒**葵花籽**。其含有不飽和脂肪酸，過多食用會消耗體內大量膽鹼，易導致脂肪在肝內儲存，影響肝細胞的功能對肝臟不利。

☒**醃制食品**。醃制食品是高鹽的危險品。各種醃臘食品鹽分太高，正常人都應少吃，肝臟有毛病的人更應遠離，吃多會影響水鈉代謝，尤其失代償期的肝硬化患者應絕對禁止攝入。

☒**辛辣、刺激食物**。辛辣刺激食物可刺激胃黏膜，使胃酸分泌增加，從而加重肝臟負擔，特別肝炎患者食用後會加重肝臟負擔，誘發消化道出血。

☒**煙燻、燒烤食物**。研究發現煙燻燒烤的食物，含有具有致癌作用的物質——苯並芘，這種有毒物質進入體內後，需要肝臟超負荷運轉進行解毒。所以應少食煙燻、燒烤食物。

☒**大蒜**。肝病患者不宜吃蒜。大蒜的某些成分對胃、腸還有刺激作用，可抑制腸道消化液的分泌，影響食物消化，從而加重肝炎病人的噁心等諸多症狀。另外，大蒜的揮發性成分可使血液中的紅血球和血紅蛋白等降低，並可能引起貧血，不利於肝炎的治療。

☒**高脂肪食物**。大量食用高脂肪食物，不但會加重肝臟負擔，還會導致血脂（膽固醇和三酸甘油酯）升高，誘發脂肪肝，所以應儘量少食高脂肪食物，如肥肉、動物內臟（肝、腦、腸等）。

以上簡單羅列飲食中對肝臟不利的食物。飲食有所注意，並養成好的飲食及生活習慣，對肝臟亦是一種養生與保護。

第3章

自己做體檢，肝病及早發現

眼睛不正常，肝可能也不正常

眼與臟腑有廣泛的生理聯繫，早在《黃帝內經》就有專論：「五臟六腑之精氣，皆上注於目而為之精，精之窠為眼，骨之精為瞳子，筋之精為黑眼，血之精為絡，氣之精為白眼，肌肉之精為約束。」

上文意為，五臟六腑的精華物質，均為向上濡養眼睛，使其能精明視物。臟腑精華所聚之眼。其中，**腎精**（腎主骨，故為「骨之精」）充養瞳孔。**肝精**（肝主筋，故為「筋之精」）充養黑眼。**心精**（心主血，故為「血之精」）充養內外眥血絡。**肺精**（肺主氣，故為「氣之精」）充養白眼。**脾精**（脾主肌肉，故為「肌肉之精」）充養約束（眼瞼）。

眼的視覺功能，雖與五臟六腑之精氣充養目系有關，但主要依賴肝所藏之血的濡養。《黃帝內經》有「肝受血而能視」之說。明代眼科專著《審視瑤函》更明確指出：「夫目之有血，為養目之源，充和則有生髮長養之功而目不病。少有虧滯，目病生矣。五臟六腑精華，皆從肝膽發源，內有脈道孔竅，上通於目為光明。肝氣升運目，輕清之血，乃滋目經絡之血也。」

中醫也有說肝主驚嚇的「驚」及憤怒的「怒」，與足少陽膽經互為表裡。足少陽膽經「燒」到耳朵，會引起耳鳴、暈眩，眼睛會乾、刺痛、長出眼屎。也因為如此，很多眼睛病變，包括眼睛癢、紅、腫、痛、見風流淚，眼睛乾澀都和肝有關。

1. 眼睛乾澀是肝血不足

人們對眼睛的使用強度和密度越大，發生視疲勞的人也越來越多。視疲勞是指由於持續近距離視物後出現的視朦、眼脹、眼部乾澀、灼痛、眼及眼眶酸痛等症狀，以及頭痛、噁心、乏力等全身不適。如果經常對著電腦或書本，過度用眼會消耗肝血，導致肝血不足。

臨床表現：兩眼乾澀，視物昏暗，眩暈耳鳴，面白無華，爪甲不榮，四肢麻痹，肌肉震顫，關節拘急不利，夜寐多夢；婦女經少或經閉。舌淡，脈弦細。

症狀治療：

・**以臟補臟法**。雞肝味甘而溫，補血養肝，為食補養肝之佳品，較其他動物肝臟補肝的作用更強，且可溫胃。

取新鮮雞肝三個、大米一百克，同煮為粥服食。可治中老年人肝血不足，飲食不佳，眼睛乾澀或流淚。老年人肢體麻木者，也可用雞肝五個、天麻二十克，兩味同蒸服，每日一次，服用半月，便可見效。

- **以味補肝法**。首選食醋。醋味酸而入肝，具有平肝散瘀，解毒抑菌等作用。每日以食醋四十毫升，加紅糖適量，加溫水沖淡後飲服，補肝血作用極佳。
- **補肝血、食鴨血**。鴨血性平，營養豐富，肝主藏血，以血補血是中醫常用的治療方法。取鴨血一百克、鯽魚一百克、白米一百克煮粥服食，可養肝血，輔治貧血。這也是肝癌患者的保肝佳餚之一。

2.眼紅有血絲、視力模糊是肝火旺的表現

肝火旺盛主要由生活不規律、不良情緒積鬱，或菸酒過度導致。肝經循行於頭、耳、胸脅，所以出現頭昏頭脹，兩耳轟鳴、胸脅脹痛，同時中醫有「肝主目」的說法，因此肝火旺盛還常常出現眼部症狀，如：眼紅、眼乾、眼部分泌物多等。另外，「肝火大」還會引起口乾舌燥、口苦、口臭、睡眠時翻來覆去、易醒、身體悶熱等。

症狀治療：

- **清暑茶**。取茵陳、香薷三錢、車錢草、半邊蓮各三錢。水煎後取汁，加紅糖溶解、

保溫代茶頻服。主治：口乾舌燥、頭昏熱、小便短黃、身體煩悶。

・**炒決明子**。決明子十克、大米六十克、冰糖少許。先將決明子炒至微香，取出待冷卻後熬汁。然後用其汁和大米同煮，成粥後加入冰糖，沸後即可食用。此粥清肝，明目，通便。對於目赤紅腫，怕光多淚，高血壓，高血脂，習慣性便祕等症，效果極為明顯。

3. 鞏膜發黃是肝炎表現

臨床醫學上，「鞏膜發黃」就是診斷肝臟疾病的重要依據。A型肝炎、急性B型肝炎幾乎都有不同程度的「鞏膜黃疸」。如果出現角膜色素環，是肝豆狀核變性患者的主要特徵。據統計，此病的遺傳性發生率可占此病患者的九〇%。用肉眼可見環繞角膜、邊緣寬約二至三公釐的黃綠色、藍綠色或棕黃色環狀帶。

鞏膜黃疸亦多見於膽道阻塞、肝細胞損害或溶血性疾病。由於血液中膽紅素升高，致使皮膚黏膜變黃，早期或輕微時見於鞏膜，較明顯時才見於皮膚。黃疸是指高膽紅素血症，臨床表現即血中膽紅素增高而使鞏膜、皮膚、黏膜，以及其他組織和體液出現黃染。當血清膽紅素濃度為一七・一至三四・二μmol／L（一至二mg／

dL），但肉眼看不出黃疸者稱「隱性黃疸」。如血清膽紅素濃度高於三四・二μmol／L（二mg／dL）時則為「顯性黃疸」。

這類患者應注意飲食有節，勿嗜酒，勿進食不潔之品及恣食辛熱肥甘之物。平時應注意休息，保持心情舒暢，飲食宜清淡。本病一旦發現應立即隔離治療，並對其食具、用具加以清毒，將其排泄物深埋或用漂白粉消毒。經治療黃疸消退後，不宜馬上停藥，應根據病情繼續治療，以免復發。

當眼睛出現上述症狀時，建議大家做好以下養護和調節：

- **調暢情志**。人的精神情志活動，除由心神主宰外，還與肝的疏泄功能相關。如怒傷肝，肝火旺必致肝陽上亢，出現雙目紅赤，頭暈眼花，思傷脾，肝氣鬱必致血脈瘀滯，氣血不能上榮於目，出現兩目昏花，失眠健忘。
- **保證充足睡眠**。睡眠能使雙目充分休息，尤其是夜間子時和丑時（晚上十一點－凌晨三點），是膽經和肝經當令的時辰。此時人體不能靜臥休息，回肝血量不足，不能制約肝之陽氣的升騰，肝陽上亢，肝火上升，就會出現目赤、頭痛、頭暈眼花等不適。

・**堅持做眼睛保健操**。眼睛保健操簡便易行，是保護眼睛很好的科學方法，它是根據中醫學的經絡穴位學說以及針灸、按摩原理，結合醫療體育方法創立而成。通過按摩眼部周圍的穴位和皮膚、肌肉，能疏通經絡氣血，增強眼部循環，鬆弛眼內肌肉，改善神經營養，解除眼輪匝肌、睫狀肌的痙攣，消除眼睛疲勞，提高視力。現代人用眼過度，一定要堅持做。

膚發黃、臉色暗，怕是肝病來犯

俗話說「天黃有雨，人黃有病」，即天空、空氣發黃預示要下雨，人的膚色發黃預示健康出現問題。

一般情況下，正常人的臉色應該是微黃，略帶紅潤，稍有光澤。中醫學認為，顏面皮膚黃色鮮明屬於濕熱；黃色晦暗多屬於寒濕；臉色萎黃，多為心脾虛弱、營血不足；面黃浮腫為脾虛有濕。還有一種可能是面部皮膚及手腳掌呈現明顯的黃色，多出現在秋冬季，很可能是進食大量的南瓜、胡蘿蔔，導致體內胡蘿蔔素異常增高。如果全身發黃，則可能是肝臟出了問題。

臨床醫學表明，病理性臉色發黃的原因有：肝炎、肝硬化、脂肪肝、膽囊炎、膽結石等，凡是可能引起黃疸的疾病都可引起臉色發黃。黃疸不但會引起臉色發黃，鞏膜和小便也會發黃。一般黃疸越深，病情越重，嚴重的黃疸甚至會危及生命。與太陽曬黑的皮膚不同，肝病患者的面部暗淡而無光澤度。另外嚴重的黑眼圈都是慢性肝病患者早期症狀，其中大多數為慢性B型肝炎。

當然，引起臉色發黃的原因很多種，不一定就是肝病，所以不必過分擔心。以下這些因素都會導致臉色發黃：

- **藥物**。如果近期或長期服有黃色素的藥物如阿的平、硝基呋喃類等，可導致皮膚顏色發黃，但多在停藥後恢復正常。所以發現臉色發黃時要排除是不是這個因素引起的。
- **飲食**。近期過多食用某些含有胡蘿蔔素較多的食物，如胡蘿蔔、橘子汁、南瓜、甘藍菜、芒果等瓜果蔬菜也會引起臉色發黃。主要是由於肝臟不能及時分解、代謝掉血中胡蘿蔔素，而易發生胡蘿蔔素蓄積現象引起胡蘿蔔素血症，進而導致皮膚及臉色變黃，尤以手掌、足底最為明顯，但其鞏膜不黃。
- **情志不暢**。一個長期心情緊張、抑鬱、煩悶的人，因食欲欠佳致使營養不良、貧血等症狀，久之也可導致機體代謝功能下降、精神萎靡、形體消瘦、臉色乾黃等，也會出現程度不等的皮膚發黃症狀。

臉色發黃不一定就是肝病。但在出現臉色發黃時不能輕視，要及時找出原因，以免貽誤病情。

如果不是疾病導致的臉色發黃，可以進行飲食、生活調理，以改善臉色。比如服用一些補氣血的藥物食物。如西洋參、黨參可以切成小片沏茶飲用，每天五克左右，沏一至兩杯即可。阿膠、桂圓、大棗、花生、核桃、黑芝麻、木耳等食物，可以煮粥或做菜。此外，平時要少吃寒涼傷害脾胃的食物，如冷飲。

其次，生活要規律。按時睡眠，不熬夜，加強運動，多曬太陽，保持樂觀情緒，以促進內分泌的平衡從而改善膚色。不少女性為保持體形苗條而節食減肥，如果控制不得當，就會造成營養不良，出現臉色發黃，此類女性要注意補充營養，改用健康的減肥方式。

食欲不振又噁心，小心肝臟有恙

經常聽說有些人常食欲不振，其實這種小毛病應當高度重視，因為食欲減退，噁心厭油，是大多數肝炎患者都有的症狀，尤其是黃疸型肝炎患者表現得更嚴重。

為什麼肝病患者會食欲不振呢？

❶肝臟是人體內最大的「化工廠」，參與一切代謝過程。其中分泌膽汁是重要功能之一，膽汁中的膽鹽對脂肪的吸收消化有重要作用。患者在患有肝炎以後，因肝炎病毒誘發肝細胞大量破壞，分泌膽汁的功能減低，影響飲食入胃後的消化吸收，尤其是油膩性食物難以分解，反射性引發食欲不佳及厭油膩食品。

❷門靜脈高壓等病變使胃腸道阻塞性充血，蠕動減弱，胃腸功能紊亂等症狀，進而影響患者食物消化與吸收，會導致患者食欲減退、噁心厭油膩，急性病毒性肝炎產生食欲減退等症狀。

❸因為進食量少，消化吸收功效障礙，營養品攝入減少，而新陳代謝亢進，全身性消耗增大。同時肝病時肝臟細胞機能降低，很多人體所需物質無法新陳代謝吸收，製造和貯存糖的能力降低，使能量不足，令患者覺得無力，進一步加重食欲不振。

有不少人食欲不振，厭惡油膩，往往覺得是胃出了問題，仔細檢查後才發現患的是肝病。甚至因為長期把肝病當胃病治，擅自服藥，結果發展到了肝硬化晚期或是肝癌，已錯過最佳治療時機。

的確，一些肝病和胃病某些症狀較相似，比如食欲不振、噁心、腹脹、上腹部不適等。再加上一些肝病在早期病情比較隱匿，容易被忽略，更容易導致誤診情況。但肝病和胃病還是可以區分的。肝病可伴有臉色萎黃、尿黃、肝區不適、噁心、厭油膩，甚至皮膚瘙癢等症狀。而胃病多數都曾有過刺激飲食、用藥及飲酒等，常伴有泛酸、胃灼熱、上腹痛，進食後症狀可加重或緩解。

如果本身沒有胃病史，卻持續出現不明原因的疑似胃病症狀，不要自行用藥，應去醫院確診。除了胃部檢查外，肝功能檢查也是必需的，尤其是經常喝酒、勞動強度過大的人，以及B肝病毒帶原者要特別注意。

當然，肝病早期症狀之一雖是食欲不振，但食欲不振不代表就是肝病的徵兆，食欲不振也可能是以下因素引起的：

- **疲勞或緊張**。上班族疲勞或精神緊張，可能導致暫時性食欲不振，這是比較輕微的現象。

- **過食、過飲、運動量不足**。也都是引起食欲不振的因素，但要注意一些潛藏危機，諸如無緣無故食欲不振、連續不斷的食欲不振等等。
- **精神因素**。想要維持身材苗條，不想吃東西，體重因而大幅減輕，因此拒絕進食。
- **懷孕**。女性在懷孕初期，或由於口服避孕藥的副作用，也可能導致食欲不振或嘔吐。
- **疾病因素**。食欲不振通常會讓人聯想到胃腸問題，如慢性胃炎、胃遲緩、胃癌，都有可能出現這樣的症狀。

所以，食欲不振嘔吐不一定就是肝炎，如果發現自己有食欲不振的現象時，還是儘量去正規的醫院檢查，以免貽誤病情。平時並多加強肝病的預防。

肝掌、蜘蛛痣，肝病的主要標誌

在慢性肝炎和肝硬化的病人中，經常在臉部、頸部、手部有一種形態很像蜘蛛網樣的痣。痣的中心是一個小紅點，周圍放射出許多細小的紅絲，直徑約〇・二～二公分，稱為蜘蛛痣。

正常男性女性的腎臟上方各有一個略呈三角形、分泌人體激素的腺體，稱為腎上腺。這個腺體不斷產生雌性激素，與機體產生的雄性激素保持相對平衡的正常水準，從而保證機體的正常生理生化代謝功能。另外，女性卵巢也產生此種激素。由人體性器官分泌的雌激素，必須經過肝臟後才能使功能減弱或使活性消失。

肝臟出現急慢性炎症或其他疾病時，對雌激素的滅活能力明顯下降，造成雌激素在體內大量堆積，以致引起體內小動脈擴張。蜘蛛痣就是皮膚黏膜上的小動脈擴張的結果。由於小動脈擴張後酷似蜘蛛網，用筆尖壓住「蜘蛛體」，網狀形態立即消失。此痣小如小米粒，大的有二至三公分，數量少約一至兩個，多則數百個。多見於胸部以上，面頸及上肢手背等部位。

急性肝炎患者蜘蛛痣的發生率約一％，而慢性肝炎可達五四％。蜘蛛痣的出現常和肝功能狀態相平行。肝功惡化時，蜘蛛痣可急劇增多。肝功好轉後，此痣可由原來鮮紅色變棕黑色，繼而消失。雌激素的滅活失衡還可使肝炎患者出現毛細血管擴張、月經失調、睾丸萎縮或男性乳房發育。長此以往，還會造成皮膚細胞內黑色素的增加，引起肝性黝黑面容。

肝掌的發生原因與蜘蛛痣一樣，表現為在大拇指和小指根部的大小魚際處，出現片狀充血或紅色斑點斑塊，加壓後變成蒼白色。這種與正常人不同的手掌稱為肝掌。肝硬化病人中，大部分易合併肝掌。肝掌的主要外觀表現為：雙手手掌兩側的大、小魚際和指尖掌面呈粉紅色斑點和斑塊，色如朱砂，加壓後即變成蒼白色，解除壓迫後又呈紅色。掌心顏色正常，如果留意觀察，可看見大量擴展連片的點片狀小動脈，有的情況下不僅手掌有，腳底也有。

肝掌、蜘蛛痣為慢性肝炎、肝硬化的重要標誌之一。當然，出現肝掌不一定都有肝病。臨床上往往見到不少健康人也有肝掌，但經過多年後觀察，肝臟功能一直正常，從未出現肝臟病變。

不過，因為肝掌的出現有可能是肝硬化引起的，所以一定要注意。因為正常人也有可能會出現肝掌，所以不同情況治療的方法也不同：

❶正常情況下，一些處於青春期的少女及孕婦由於雌激素分泌過多，超出了肝臟的滅活能力，也會出現肝掌和蜘蛛痣，這種情況可以不進行治療，隨著身體發育或是分娩後就會自然消失。

❷重型肝炎患者通常會有肝掌和蜘蛛痣的出現，這種情況的患者肝細胞受損比較嚴重，需要及時治療，否則會為肝臟帶來嚴重損傷。

❸注意休息。肝掌若是肝病患者急性期或炎症活動期宜臥床休息，待病情好轉後再逐漸增加活動量。若是B肝病毒帶原者、慢性B肝患者，以及代償性肝硬化患者，可適當參加一些體力活動，視病情而定。

❹B肝患者發病時及肝硬化病人所引起的肝掌，多可隨肝功能的好轉消退，因此在認識上不可疏忽大意，應及時去醫院檢查，以便及時對症治療，控制疾病並提高預後。治療的同時，在飲食及生活上也應注意，對疾病的治療及肝掌的消退都是很有利的。肝炎或肝硬化患者飲食上需注意營養均衡化、多樣化，避免辛辣、刺激性食物，戒煙酒，多食蔬菜水果、豆製品、真菌類蔬菜、魚類、蛋類等。

❺肝掌並非肝臟疾病的專利，肝掌亦可見於類風濕性關節炎，營養不良、長期飲酒，甚至健康人群，因此出現肝掌應及時查明原因，根據病因及誘因對症治療。

❻補硒。硒被稱為重要的「護肝因數」，補硒能讓肝臟中穀胱甘肽過氧化酶的活性達到正常水準，養肝護肝。肝功能正常後，肝掌的現象可能會慢慢消退。

酒量突降易疲勞，可能是肝病找上門

業務員小張經常要出席各種應酬飯局。長期的「酒精考驗」讓他鍛煉出一身好酒量，每天喝半斤白酒都不成問題。一星期前他簽下一筆大訂單，慶功宴上三杯白酒剛下肚，他已經覺得腳步不穩，一陣陣噁心感隨之襲來，席間的朋友笑：「怎麼？小張業績上去了，酒量卻下來了？」

趙姐平時就愛在麻將桌打上幾圈，兩天前在侄女的婚宴上遇到幾位久未碰面的親戚，牌逢敵手，連續打了四個多小時的麻將後，一下子覺得眼冒金星、頭暈無力。

無論是有肝病史的還是肝臟檢查從無毛病的朋友，出現上述情況時就該注意了。如果一貫擅長喝酒從不怯場的你發覺酒量明顯下降，或通宵麻將都精神抖擻的你一夜之間體力大不如前，都不能掉以輕心，這可能是肝臟發出的嚴重警示。

肝臟作為消化系統中最大的消化腺，是人體解毒的總機關，具有化解細菌、酒精和其他毒素的功能。喝酒後，一小部分酒精會隨呼吸和流汗排出體外，剩下的大部分酒精在肝臟中被轉化成乙醛，醉酒的症狀正是乙醛引起的。肝臟功能正常，乙醛會被進一步轉化成乙酸，乙酸進入人體循環系統後會被代謝掉。這就是酒精在肝臟中解毒的過程。本來酒精在人體內的代謝速率是有限度的，但長期過量飲酒會損害肝功能，久而久之，分解酒精的能力就會下降，出現酒量下降、容易喝醉的現象。

酒精肝的發生是一個漸進過程，早期沒有特別症狀很容易被忽視，後期就可能發展為肝硬化、肝癌等危險疾病。嚴重酗酒可誘發廣泛肝細胞壞死，甚或肝功能衰竭，患者一定要注意及時接受專業治療，不要耽誤最佳治療時間。

疲乏無力，也是肝炎病人發病的早期表現之一。病人往往說不清楚何時起病，表現也不相同，輕者不愛活動，重者臥床不起，而像打麻將這類活動特別消耗腦力，肝臟功能差的人能量供應跟不上，就容易頭暈。

一般情況下，儘管充分休息，但患者疲勞感仍不能消除，嚴重者好像四肢與身體分離似的。出現這些症狀的主因一是由於肝炎患者食欲不振，消化吸收障礙，導致人體能量不足。二是病毒導致肝細胞破壞，使肝臟製造和儲存糖原減少。另外缺乏維生素、電解質紊亂，及肝細胞破壞引起血中膽鹼酯酶減少，影響神經、肌肉正常功能，出現全身乏力。

大家除了要留意身體的警示信號外，肝臟疾病高危險群、肝病患者更應預防肝病發生。這些人最好滴酒不沾，同時保證晚上十二點前入睡。對於肝病患者，戒酒和保證睡眠是兩大必要條件。

尿黃像濃茶，快去做檢查

趙先生一直有飲茶習慣，最近感覺非常疲倦，早晨小便特別黃，像濃茶一般。起初他並不在意，以為是喝茶所致。直到有一天眼球也呈黃色，這才緊張到醫院就診，發現是B肝的急性活動期所致。

正常情況下，常人的尿色都是淡黃色的。天冷時多清澈，天熱時多黃色，這與出汗和飲水多少有關，也可以隨飲食變化。如攝入偏酸性飲食時，尿色則深；飲食偏鹼，其尿色則淡。有時口服幾片B群，尿色也會呈現深黃。這些尿色變化是極為短暫的，很快就能自行恢復。

但如果尿液長期黃得像濃茶，顯示肝臟有問題，一定要留神身體有沒有其他症狀，如黃疸、疲倦、上腹部不舒服和疼痛，要及時去醫院做相關檢查。

正常情況下，人體的紅血球壽命是一百二十天，被破壞的紅血球會放出血紅蛋白，經過一系列的分解代謝，變成黃色物質叫膽紅素。由於肝炎病毒導致肝細胞破壞，影響膽紅素的代謝，使膽紅素進入血液增多，經尿液排出體外較平時增加，故尿色加深。尿的顏色越黃，說明肝細胞破壞越重，病情好轉尿色逐漸恢復正常。

雖然肝炎會導致尿黃，但並不是尿色很黃就是得了肝炎。首先要考慮是不是飲水量不夠、出汗太多、有沒有吃藥等。只是一次兩次的尿黃，又沒什麼不舒服就可以不用擔心。如果尿色一直很黃，感到疲乏無力、食欲不振等，就要及時到醫院檢查。

持續發熱惡寒，當心肝臟病變

持續性微熱，或併發惡寒，並排除其他感染，可能是肝病的表現。急性黃疸型肝炎早期常有發熱，多在攝氏三七．五～三八．五度，高熱者少見，一般持續三至五天。無黃疸型肝炎者發熱遠遠低於黃疸型肝炎者。

許多病人發熱還伴有全身不適、食欲減退，誤認為是感冒。為數不少的黃疸型肝炎病人往往在門診按感冒治療，三至五天後待黃疸出現才被確診，這是缺乏對肝炎發熱症狀認識的緣故。發熱的原因，可能是肝細胞壞死、肝功能障礙、解毒排泄功能減低或病毒血症所引起。

西醫認為，肝病發熱的主要原因為：

❶患者的肝細胞壞死，蛋白質及其代謝產物分解、吸收。

❷內毒素血症即慢性肝病，尤其是肝硬化患者，由於肝臟單核吞噬細胞系統功能減退，導致肝臟對腸源性內毒素的清除減少。

❸內毒素啟動單核、巨噬細胞產生了一些炎症細胞因數，這些細胞因數參與體溫調節而引起發熱。

而中醫對肝病發熱的認識，則主要分外感、內傷兩大類：

❶疫毒初犯，濕遏肌表外感時疫之邪，自皮毛而入，鬱於肌表，營衛失和而出現形寒發熱等症。

❷濕熱內伏，重阻氣血肝病多由濕熱為患，濕熱化燥傷陰，引起陰虛發熱，或素體脾虛，濕熱蘊於氣分或內伏血分，均可引起發熱。

肝病早期出現發熱，主要為疫毒初犯，發熱一般不高（個別病人出現高熱），可伴惡寒，屬於外感發熱範圍。慢性活動性肝炎及肝硬化常出現不規則低熱，有午後及過勞則低熱明顯，也有在月經期體溫較高，經期過則體溫恢復正常，類似於中醫的內傷發熱。若病人持續高熱，甚則昏迷、痙搐，則為疫毒侵入營血，類似中醫的溫病發熱。如果出現上述症狀，建議馬上去醫院做肝臟檢查，以免耽誤病情。

口苦口臭，可能是肝臟不好受

在我診病時，經常有老人對我說嘴苦。即使買了不少巧克力之類的零食，但吃在嘴裡還是非常苦，也找不到原因。

此時，我會介紹患者一種甘菊花醪酒。就是將適量菊花和酒一起煮沸，放溫後飲用，每天當作飲料喝，非常簡單。很多老人喝了以後都反應效果不錯。

老年人一般都是氣血虧虛，再加上一個人在家沒事做，孩子們忙工作，很難抽出時間陪伴。他們就會經常胡思亂想，致使肝氣瘀阻出現各種病症。口苦只是一個很小的問題，如果不去治療，肝經可能會出現更多問題，讓身體承受很大負擔。

可能大家不知道為什麼肝氣瘀阻會導致嘴苦？正常情況下，我們的口腔裡是清爽舒適的，但有的人會覺得嘴裡是甜的，嘴裡是甜說明脾熱，而嘴裡苦說明肝有熱。人在情緒非常鬱悶時，嘴裡就會發苦，因為肝主管情感，心情鬱悶導致肝氣鬱結，氣滯就會出現血瘀，肝膽相為表裡，肝血若不能暢通，鬱積在體內，就會導致膽氣溢鬱，口苦自然就出現。《黃帝內經—素問—痿論》提到「肝氣熱，則膽泄，口苦」。

治療口苦最主要的方法就是理氣疏肝，祛除內熱；最好的方法是吃龍膽瀉肝丸，這是中成藥，說明書上都有吃法。但是我個人不主張採用藥物治療，肝本來就是積熱的臟器，氣行不暢，還肩負排毒功效。所以，如果症狀不是很嚴重，建議經常喝幾碗甘菊花醪酒。如果覺得非常苦，可以採用噓氣的方法平息肝火，讓所有臟腑處於平衡狀態。現在為大家介紹兩種吐氣的方法：

❶ **呼氣時念出「噓」來**。用兩腳尖輕輕點地，兩手從小腹位置向上抬起，手背對在一起，一直抬到與肩平衡的位置，兩隻手分別向左右分開，儘量向外呼氣。再吸氣的時候，兩手從面前、胸腹輕緩向下，放回到體側。依照這種方法，重複六次。

❷ **呼氣時念「吹」字**。腳尖點地，腳掌、腳心抬起，兩隻胳膊從兩側抬起，從後背繞長強、腎俞穴向前畫弧線，向前經過鎖骨，雙臂撐圓就像是抱著一個籃球，指尖相對。緩緩下蹲，（下蹲時注意，上身應儘量保持端正）兩臂向下回收，呼氣之後，雙手平落在膝蓋上。然後緩緩吸氣站起來，兩臂垂在身體兩側。也是重複六次。

年紀大了，身體就如同用了多年的機器，如果不好好保養容易衰老，導致各種問題病症。所以要時常注意身體，不要覺得嘴苦是小毛病就不重視。要從小處養生，還自己健康的體魄！

也許有人要問了，口苦就是有肝病嗎？當然不是，口苦的原因很多，主要可以分為以下幾種類型：

❶ **肝膽疾病**。早晨起來如口苦，多是濕熱引起的。肝膽濕熱口苦，可能是由於肝膽部位存在炎症引起的。如當肝臟或膽囊發炎時，膽汁排泄失常導致口發苦。

❷ **口腔炎症**。牙齦炎，牙齦出血等口腔疾病，是引起口苦的常見原因。

❸ **精神性口苦**。長期精神壓力大、生活不規律、睡眠休息不足、缺乏運動等，引起口苦。過度吸菸、酗酒、打呼、張口睡覺等，也易出現口乾，口苦。

❹ **胃熱口苦**。食管炎、慢性胃炎，因胃動力差，存在膽汁反流，伴有胃灼熱等症狀，也可能引起口苦。如果飲食不當，其腸胃功能呆滯，食物在胃腸停留時間過長，極易產生濕熱，會引起口苦。食用過多辛辣食品，也會引起口苦。

❺ **某些慢性疾病**。糖尿病常會伴隨口苦的情況。另外，癌症病人因甜味閾升高，苦味閾降低，也會感覺口腔發苦，應提高警惕。

所以，出現口苦不必過於擔心，但不要掉以輕心，應及時到醫院檢查，以免貽誤病情。

此外，肝病患者也會出現口臭的症狀，尤其是經常喝酒的人很容易患上酒精肝，酒精肝患者的肝臟肝功能異常，導致血液中的尿素氮和含量增多，而經過呼吸從口鼻排出一部分。如果口臭症狀加重，就說明了肝臟內的病情加重，需要及時就診，以免病情更加嚴重。

其實生活中很多內科疾病都會引起口臭，糖尿病、胃腸道疾病、肝病、腎炎和心臟病等都可以引起口臭。

❶大部分糖尿病患者都會併發其他一些不同程度的免疫功能障礙，口腔中的致病菌增多，產生難聞的氣味。加之糖尿病患者存在內分泌功能紊亂，體液中酮體的增多，酮體隨分泌的唾液和呼吸通過口腔，就會產生口臭。

❷胃病患者的口臭一般是由於胃蠕動異常，胃內食物消化不良，反流到食管引起口臭。胃病性口臭較明顯，呈酸臭味。慢性胃炎、胃潰瘍病人都可出現口臭。一旦口腔中出現胃中反流的食物酸味，則說明有胃炎和食道炎存在，這時一般需要藥物治療。

❸心臟病患者的口臭是為口腔異味，一般為輕度腐爛臭味，也就是說只有患者自己才能感覺到口腔內有異味，經常刷牙和洗漱都沒什麼明顯效果。另外，許多治療心臟病的藥物也會抑制唾液的分泌，使口腔中的細菌增多，導致口臭。

第4章

吃對喝對，讓肝病自己消退

喝對白開水，排毒護肝臟

水是生命之源，很多人都想不到水還能養肝呢。按照人的生理，飲水不足也會影響肝臟正常運轉，所以好好喝水是愛肝臟的表現。

喝對白開水的好處

❶水對人體十分重要，它不僅構成人體的主要成分，還有許多生理功能，無論是營養物質的消化、吸收、運輸和代謝，或是廢物排泄、體溫調節，都離不開水。

❷水擁有強大溶解力，能把很多物質都溶解，並且使其保持離子狀態，在身體中發揮巨大作用。而體內不溶於水的蛋白質和脂肪，則直接懸浮在水中形成乳液或者膠體，發揮消化和吸收的作用。水在人體中會直接參與氧化還原反應，促進內部各種生理活動和生化反應的進行。身體內部如果沒有水，無法維持基本的呼吸、循環、吸收、消化、排泄等生理活動，新陳代謝也無法正常進行。水通過運輸功能將外界氧氣運送到血液中，同時把體內新陳代謝的廢物和有害物質通過尿液或糞便排出體外。當外界溫度高於體內產生的熱時，水通過皮膚蒸發，及時出汗能幫助皮膚散熱。當

外界溫度低於體溫時，由於水的比熱容較大，能調節體溫，保持體溫恆定。根據營養學家的意見及觀點，任何含糖的飲料或機能性飲料都沒有白開水對身體的益處大。

❸ 白開水是最基礎，最有效的飲用水。在中藥養生學的觀點中，白開水屬於中性物質，能把體內的陰寒濕毒等有害物質通過排泄帶出體外，減輕肝臟負擔。科學家研究發現，煮沸後自然冷卻的白開水最容易透過細胞膜，促進身體內部的新陳代謝，增強免疫力，提高抗疾病的能力。長期喝白開水，體內的去氧酶活性變高，肌肉內乳酸堆積減少，身體不容易產生疲勞感。

❹ 飲用白開水能刺激肝臟，胃腸等內臟器官，使內臟溫度上升，溫暖全身，改善血液循環，加快基礎新陳代謝的速度，提高身體脂肪燃燒速度，燃燒多餘脂肪，可有效預防脂肪肝。

❺ 飲用白開水可提升肝臟溫度，啟動肝臟的活化性，緩解肝臟工作的疲勞，改善肝臟運作品質。同時，幫助體內消化系統高效運作，啟動新陳代謝能力，加速排出體內有害廢物，清潔體內的環境。

❻ 飲用白開水能有效促進循環系統和淋巴系統的流通，帶走體內多餘的水分，形成尿液，身體內部的毒素也會隨尿液排出體外。白開水還能潤滑腸道，軟化排泄物，解

毒養顏。

❼有利於中和人體新陳代謝而產生的酸性物質，維持健康的體液狀態。正常情況下，健康的人體體液的pH值為七．三五～七．四五。

白開水有健康身體的功效，能有效對抗某些疾病

❶**戰勝身體的疲倦感**。現代人時常會感到身體處於疲倦狀態，尤其夏天很常感到軟弱無力，甚至昏昏欲睡，真正的原因在於脫水。身體對「渴」的敏感度非常高，缺少水分，或水分逐漸減少時，身體不會立刻出現反應，但是缺水未能及時補充水分，會出現疲倦、虛弱的現象。常喝白開水，有助於保持充沛的精力和活力。

❷**治療偏頭疼**。早晨起床時會感到頭疼，大多數是因為身體一晚上沒有吸收水分，加上夏天大多數人都開冷氣睡覺，空調會帶走人體水分，產生脫水的問題，引起偏頭痛。因此，早起喝一杯白開水，有助於治療偏頭痛。

❸**去除色斑**。身體經過一晚代謝，體內毒素需要有一個強有力的外界作用幫助排出體外，沒有任何糖分和營養物質的白開水是最好的，在體內緩慢轉化，沖刷身體。

❹**緩解便祕**。長期便祕會導致腸內菌群失調。為了緩解便祕，人要充分飲水，降低血

液黏稠度，加快血液循環。

❺ **治療感冒**。感冒發燒時，人體處於一個自我保護機能的反應，自身會降溫，此時容易有出汗、呼吸急促、皮膚蒸發的水分增多等代謝加速的表現，這時身體需要補充大量水分，促進汗液和尿液的排出，有助於調節體溫。

❻ **預防心臟病**。類似心絞痛、心肌梗塞這樣的疾病，大多是血液黏稠度高而引起的。當人熟睡時，因為出汗而使身體水分減少，血液中的水分也會減少，則血液的黏稠度會增高。睡前喝一杯水，能降低血液的黏稠度，減少心臟病突發的危險。

❼ **與癌症抗爭**。白開水有助於加速腸道蠕動，排出腸道內的有毒物質，減少對人體有害的物質停留在腸道內。研究表明，每天喝四杯水或以上，比每天喝兩杯水的人，患結腸癌的概率減少一半，同時患膀胱癌、輸尿管癌和乳腺癌的風險都會降低。

❽ **預防膽結石**。臨床的醫學和調查表明，得膽結石、腎結石和尿路結石的患者，每天的飲水量比一般人少。為了預防膽結石，每天至少要喝六到八杯水。

❾ **預防痛風**。痛風是由人體內尿酸增多或排泄減少引起的，這使尿酸鹽沉積在關節、腎臟等部位，是一種代謝性疾病。要預防痛風，要注意合理攝入營養和平衡膳食，同時也要多喝水，使尿酸能通過腎臟排出。

如何飲用白開水

❶ **早晨空腹喝水**。早晨空腹喝一杯開水，或在開水中添加一些蜂蜜或鹽，能加強腸胃蠕動，喚醒肝功能，把身體內的垃圾、毒素和代謝產物排出體外。對於老年人來說，一杯白開水不僅能稀釋血液，降低血黏稠度，促進血液循環，還能防止心臟病等「高峰期」的心腦血管疾病的發生。

❷ **餐前喝白開水**。餐前一杯白開水，有利於減輕饑餓感，可以減少食物的攝入量，減輕肝臟負擔，同時也補充身體需要的水分，加速新陳代謝。

❸ **睡前喝白開水**。睡前喝一杯白開水，有助於體內水分因為生理上的散發而減少，起到解渴、利尿作用，也能使皮膚變得光滑細嫩。

喝白開水需要注意的事項

多喝白開水有益健康，可是水要怎麼燒，白開水又要怎麼喝，都是有講究的。

❶ **喝水要適度**。每個人每天需要喝六至八杯水，水分不足會影響健康，但是過量飲水也會引起中毒。水占人體體重的六〇～七〇％，在體內處於相對穩定的狀態。人體細胞的細胞膜都是半透膜，水能自由滲透細胞膜，如果飲水過量，血液和組織液就

會相互補充衡釋，降低細胞的滲透壓，水就會滲透到細胞內，使細胞腫脹而發生水中毒。腦細胞一旦水腫，腦中壓力就會增高，導致頭昏腦脹、頭痛、嘔吐、乏力、視力模糊、嗜睡、呼吸減慢、心律減速的症狀出現，嚴重會產生昏迷、抽搐，甚至危及生命的現象。

水中毒在生活中時常發生。炎熱夏季大量出汗後，體內的鈉鹽等也隨之丟失，此時如果大量飲用白開水而不補充缺失的鹽分，則會出現肌肉抽搐或痙攣性頭疼。

❷ **不喝生水，喝新鮮開水**。喝生水的壞處很多，用於給水消毒的氯氣和未燒開的水中殘留有機物相互作用形成的物質，會增加患膀胱癌、直腸癌的機會。白開水經過煮沸，將水中細菌殺死，除去有害物質。沸騰的水沒有細菌，而且水中的氯氣以及一些有害物質也揮發了，同時又保持了人體必需的營養物質。水不是燒得越久越好，燒的時間越久，水中無揮發性的有害物質和亞硝酸鹽就會因為水的蒸發而濃縮，導致水中有害物質的濃度相對增高。因此，水沸騰後二至三分鐘最好。

❸ **杜絕開水重複利用，重複煮沸**。家庭中的老人為了節水，經常喝剩下的開水，久置的白開水中的含氮有機物會被分解成亞硝酸鹽，同時，微生物的介入會加速含氮有機物的分解。亞硝酸鹽能與體內血紅蛋白結合，妨礙血液正常的運氧功能，放置時

間過長的水不僅是各種礦物質流失了，而且含有會引起中毒的有害物質。也有人把剩下的開水重新加熱、煮沸，這樣會造成水中亞硝酸含量超標，對人體有益的礦物質也同樣會流失。水中的亞硝酸過量或超標，進入人體後，可不同程度地引起倦怠、乏力、昏迷、全身青紫、血壓下降、腹痛、腹瀉、嘔吐等症狀，甚至會引起惡性疾病。

茶喝對，肝臟不受罪

喝茶也是養肝的好習慣，尤其綠茶對於防治脂肪肝、酒精肝等肝病均有一定療效。喝茶可祛除肝病，然而不恰當的喝茶也可能加重肝病病情。

☒**飯後立刻喝茶**。飯後立即飲茶，茶葉中大量鞣酸能與蛋白質合成具有吸斂性的鞣酸蛋白，這種蛋白質會使腸道蠕動減慢，容易造成便祕，增加了有毒物質對肝臟的毒害作用，引起脂肪肝。

☒**空腹喝茶**。現代科學研究表明，人體很多疾病都是因為空腹飲茶引起的，可以說空著肚子喝茶是導致人體致病的重要原因之一。因為茶葉中含有咖啡因，如果在沒有吃東西的情況下大量飲用，茶水會直接進入脘腹，腸道吸收過多的咖啡因便會影響腸胃健康，而五臟相連，肝臟自然也會受到傷害。

怎樣喝茶才能養肝、除肝病？

中醫理論中的喝茶養肝指的是養肝茶，就是運用茶療的方式養肝護肝。飲用養肝茶，可以達到補氣養血、生津止渴、降低血糖和膽固醇、軟化血管、潤肺除痰、疏肝理氣、清熱解毒，護肝保肝的功效。

綠茶	含有茶多酚、咖啡因、葉綠素、兒茶素等成分，具有抗癌、抗衰老、抗菌、助消化、降血脂等多種功效，適當飲用可養肝。
紅茶	含有多種胺基酸，以及鈣、鋅、錳等多種微量元素，具有生津清熱、利尿、消炎殺菌、健胃消食、延緩老化、降血糖、降血壓、降血脂、抗癌等功效，適當飲用可養肝。
烏龍茶	具有提神益思，消除疲勞、生津利尿、解熱防暑、殺菌消炎、解毒防病、消食去膩、減肥健美等保健功能。還具有防癌症、降血脂、抗衰老等特殊功效，適當飲用可養肝。

苦丁茶

每天坐在電腦前瘋狂通關的朋友和長時間的開車一族，都有用眼過度、久坐不動的情況。別以為對著電腦傷害的只是眼睛，中醫有一個說法「久視傷肝」、「久坐傷骨」，針對這樣的朋友，專家提醒多運動，多鍛煉。久坐的人特別會發胖，易患高脂血症，這類人需要服用一些具備降壓調脂、有減肥功能的茶飲，試試苦丁茶、決明子茶，也有不錯的效果。

葛花茶

少量飲酒對身體有好處，但喝多就會對身體產生很大危害。保護肝臟的最好辦法就是戒酒。如果喝醉了推薦拿葛花泡茶喝。葛花就是葛根的花，具有醒酒功效，拿來泡茶可以解酒。

平時護肝，還可以試試白菊花茶和枸杞茶，白菊花和枸杞都有清肝保肝的作用。佛手瓜花和玫瑰花則能疏肝理氣，泡茶喝也不錯。

菊花蜜飲

菊花五十克，加水二十毫升，稍煮後保溫三十分鐘，過濾後加入適量蜂蜜，攪勻後飲用。具有養肝明目、生津止渴、清心健腦、潤腸等作用。由白菊茶和上等烏龍茶製成的菊花茶，是每天接觸電子污染的辦公一族的必備茶。

	此茶具有去毒作用，對體內積存的有害性化學和放射性物質，都有抵抗排除的療效。
普洱茶	能調節人體免疫系統，具有防癌、抗癌、調脂、減肥、養胃、護胃、降壓等功效，並且其在加工過程中會成倍增加維生素C的含量，提高免疫系統功能、對養生健體、延年益壽等都很有利，對肝臟具有一定的調理作用。
中藥養肝茶	用五種藥材：女真子、黃耆、甘草、靈芝和刺五加，做成茶包。夏季當茶水喝，可以養肝護肝。養肝茶，也是適合上班養生的飲品。

茶中含有茶多酚、咖啡因、葉綠素、兒茶素等成分，具有抗癌、抗衰老、抗菌、助消化、調血脂等多種功效，適當飲用可達到養肝的目的。

茶葉還具有清熱、利尿、解毒的功效，《神農本草經》說它能治「熱寒邪氣」。《本草綱目》指出它能「平肝、膽、三焦、包絡相火」，對一些肝病患者來說，常喝茶對病情是有益的。

零食多吃傷肝臟

中醫認為，肝為剛臟，體陰而用陽。作為風木之臟的肝，其氣主升主動，很容易出現燥熱亢奮的狀態，需要肝血的柔潤來克制肝的剛強之性。所以調理肝臟時需要養護肝血，以疏肝理氣。食用很多零食會加重身體燥熱，大量消耗陰血，對養護肝臟不利。肝臟功能失調，就會使疏泄功能失調，本來該排出的毒素滯留體內，就會出現各種皮膚狀況。

小陳是一個朋友的女兒，在外商做事，收入不錯，打扮也很時尚。她很享受現代生活帶來的便利，飲食也是以方便快捷為前提。為了保持身材，她吃飯很少吃主食，餓了就吃些零食。有時泡麵加火腿就當作一餐。每次去超市都會買上一推車的零食。她還很愛吃路邊小吃，有時下班逛街逛累了，就直接在外吃些燒烤、麻辣燙之類再回家。

我曾勸過她這樣對身體不好，但年輕人不把我的話當一回事。時間一長，她臉上不斷有痘痘冒出來，聽她爸媽說她用了很多去痘的藥物，暫時有些效果，過一段時間又再次滿臉痘痘。最後她母親帶她來找我，我詳細詢問了她的飲食習慣，診脈之後，給了她一個建議：改掉吃零食的習慣。為了漂亮的臉蛋，她堅持下來了。過了幾個月，痘痘果然好了許多。

很多零食雖然味道不錯，但都是肝臟殺手，經常食用就會跳進傷肝的陷阱：

❶ **甜食**。巧克力、糖果、糕點等甜食，食用太多會傷及脾胃，影響食欲，還會影響氣血化生，不利養肝。甘入脾，少量吃甜食能滋潤脾胃，促進消化，但過食容易造成體內脂肪增加，加重患脂肪肝的危險。

❷ **葵花子**。是平時最常見的零食，走親訪友、閒話家常時最適合嗑嗑瓜子。但大家也許不知道，葵花子中含有不飽和脂肪酸，吃多會消耗體內大量膽鹼。使脂肪較容易積存肝臟，影響肝細胞的功能。此外，葵瓜子屬高熱量食品，需控制熱量攝入的人最好不要吃，所以患有肝炎的病人最好不要吃。

❸ **泡麵、香腸和罐頭食品**。泡麵、罐頭、香腸等食物對肝臟來說，更是一個大麻煩。雖然方便，但卻含有很多對人體不利的防腐劑等成分。因為肝臟是代謝中心，食物的解毒都需要肝臟參與。如果長期食用這些食物，就會讓肝臟不堪重負。

❹ **高糖食品**。高糖飲食會使血糖升高，多餘的糖會轉變成脂肪存儲在肝臟，形成脂肪肝。同時，高糖飲食會引起脹氣，食用過多難以有效消化和吸收，加重肝臟負擔。

❺ **過量味精**。肝臟疾病的導火線。肝病患者用量較多或經常超量服用，會出現短暫頭

痛，心慌，甚至噁心等症狀。

❻**醃制食品**。高鹽危險品。醃臘食品鹽分太高，正常人應該少吃，肝臟有毛病的人更應遠離，吃多了會影響水鈉代謝，尤其失代償期的肝硬化患者應絕對禁止攝入。

正確食醋，提高肝臟排毒功能

民間素有食醋養肝之說。中醫認為醋味酸澀具有養肝收斂功效。現代醫學證明，慢性肝臟疾病，尤其是肝炎、肝硬化者，胃酸減少，酸度下降，不能有效殺滅從口腔進入胃腸道的細菌，所以容易感染促使肝病加重。

醋中含有少量胺基酸及香醋等，食之可增加胃酸度，故經常食醋能有效提高肝臟的排毒功能，促進新陳代謝，阻止衰老過程中氧化物質的形成，排出人體中累積的毒素。同時，食醋也能增加皮膚血液循環，促使毛細血管擴張，對細菌和病毒有抑制作用。但食醋卻不能過酸，過酸傷肝。如果肝已經不好了，建議不吃太酸，這就傷肝了。

食醋養肝排毒的時間

飲用食醋時，一般是早晚餐後各一次，但根據個人體質、生活習慣，以及飲食習慣的不同，時間可以調整。

❶**早餐後飲用食醋**。對於感冒患者，有助於抵抗身體寒冷，尤其是在冬天，可以選擇加熱食醋，減少對胃部刺激，提高醋的殺菌效果。

❷**下午飲用食醋**。長時間學習和工作或劇烈運動後，人體內會產生大量乳酸，感覺特別疲憊，這時喝一小杯食醋。食醋中含有十種以上的有機酸和人體所需的多種胺基酸，能促進代謝功能，消除疲勞。通常下午三、四點，是一天中人最容易疲勞的時段，此時喝一些果醋，有助於解乏解困。

食醋有不同種類，其中有機酸的含量也不相同，但都能使代謝順暢，有利於清除沉積體內乳酸，消除全身疲勞。

❸**睡前飲用食醋**。夜晚通常是人體油脂分泌最旺盛的時刻，尤其是體內過氧化脂的分泌，這也是導致皮膚細胞衰老的主因。在夜間，人的皮膚都處於一個pH值失衡的狀態，導致血液循環不順暢，出現皮膚緊繃的情況。

睡前喝一些食醋有助於緩解這種情況，食醋中含有的有機酸、甘油和醛類等物質有助於平衡皮膚pH值，較好控制油脂分泌，擴張皮膚的血管，加快皮膚的血液循環，有益於清除體內沉積物。食醋中含有豐富胺基酸，促進體內脂肪分解，所以飲用醋也能起到減肥瘦身的作用。

食醋排毒的具體種類

❶**食醋的種類**。食醋分為合成醋和釀造醋兩類。合成醋是以化學技術合成的冰醋酸為主要原料，加水稀釋而成，營養成分極低，這類醋不能用於身體排毒。

釀造醋以糧食、糖或酒為原料，通過微生物發酵釀製而成，包含胺基酸、有機酸、無機鹽及醇類等營養成分，能促進人體的新陳代謝、去除體內累積毒素。

❷**果醋**。食醋的完美替代產品。吃醋有益，高溫環境不僅容易引發腸道傳染病，也會使人渾身乏力，食欲不振，免疫力下降……這些問題「吃醋」都能「搞定」。由於食醋一般都用作菜肴食用，因此果醋作為一種健康飲品應運而生。

果醋中含有豐富維生素和胺基酸，有效提高機體免疫力。果醋中的酸性物質能溶解食物中的營養物質，在體內與鈣質合成醋酸鈣，增強並促進人體對食物中的鈣、磷等營養物質的吸收，強健身體。另外還有豐富維生素C，維生素C是一種強大的抗氧化劑，具有防止細胞癌變和延緩細胞衰老的功效。果醋中的醋酸還能增加胃腸蠕動的速度，促進消化液的分泌，提高胃液的濃度，促進消化吸收，排出毒素。飲酒前後喝果醋，能進胃液分泌，加快酒精在體內分解代謝的速度，擴張血管，提高肝臟的代謝能力，促使酒精從體內迅速排出。

值得注意的是，果醋的酸性比較大，容易腐蝕牙齒，喝完果醋後要及時刷牙。糖尿病患者不適宜飲用果醋，因為果醋含糖量比較高。正在服用西藥的患者不適宜飲用果醋，因為醋酸會改變人體內局部環境的酸鹼度，導致某些藥物不能發揮良好作用。

❸ **一片鴨梨幾滴醋**。這是春季保肝明目的小竅門。將鴨梨去皮切片，每片鴨梨滴一滴白醋後直接吃，一天吃十片，潮汕人的保肝偏方就這麼簡單。無論大人小孩，只要腸胃沒問題都可以使用。因為「酸甘化陰」，酸味是入肝養肝的，酸甘可以滋養肝陰。在乾燥的春季，這樣的吃梨方法可以改善眼睛酸澀和乾燥，達到明目作用。

食醋排毒法的注意事項

現今越來越多人信奉「醋」的養生之道，把醋當作第一保健品。但醋並非人人適用，而且不能忽視其副作用。因人因地因時，科學合理地飲用食醋才有利於排毒和身體健康。

❶ **食醋的用量**。成年人每天可以飲食醋二十至四十毫升，即使是米醋，最多也不可超過一百五十毫升。老年人或兒童以及各種疾病患者，可依據體質情況減少分量。最初飲用應該少量試服，不適用者要減少分量，如仍感到不適則立即停服。對於食醋排毒法，應該持科學的態度，飲用要適量，不要急於求成。

❷ **食醋的服用方式**。喜歡並習慣飲用食醋的人可直接飲用，飲用完用溫開水漱口。怕酸的人可選擇兌入二至三倍的溫開水，稀釋後再飲用，也可加入適量蜂蜜。飲用後應及時漱口，以免損害牙齒。

❸ **不適宜飲用食醋的人群**。科學地飲用食醋，因為醋不適宜大量飲用。

患有胃潰瘍且胃酸分泌過多的病人，要避免飲用食醋。過量的食醋會加強胃部環境的酸性，造成胃黏膜的損傷，同時醋還會使消化器官大量分泌消化液，使胃酸增多，導致潰瘍加重。

痛風患者不適宜飲用食醋，因食醋為酸性，不利於血尿酸的排泄。

正在服用西藥的疾病患者不適宜飲用食醋，因為醋酸會改變人體內部環境的酸鹼度，使藥物不能發揮良好的作用。

正在服用「解表發汗」中藥的患者不適宜飲用食醋，因醋有收斂之性，當複方銀翹片之類的解表發汗中藥與醋配合使用時，醋會促進人體汗孔收縮，還會大大破壞中藥的生物鹼等有效成分，干擾中藥的發汗解表作用。

對醋過敏者及低血壓者不適宜飲用食醋。食醋過敏會導致皮疹、瘙癢、水腫、哮喘等症狀。低血壓者飲用食醋則會出現頭痛、全身無力等症狀。

❹**食醋的保存方法**。夏季要特別注意是否變質，若發現食醋發酵，出現泡沫、腐敗變味等情況時，立即停止飲用。可將食醋放入冰箱內冷藏，以免發酵、發黴、變質。

養護好肝臟，來一盤時令蔬菜

有位李先生來找我看病。他是一家公司的主管，工作壓力非常大，每天神經緊繃，腦袋從早到晚卻暈暈的，身體更是疲憊不堪。就這樣過了一段時間，他的身體便出現狀況，眼睛火辣辣的疼，經常頭暈，晚上失眠，脾氣也越來越暴躁。

他說完這些情況後，我並沒有立即診斷，而是先想辦法減輕他的壓力，讓他躁動的心先平靜下來。我為他倒了杯茶就開始聊家常，自然聊到健康問題，這時才為他進行檢查。檢查後，他的身體並沒有太大問題，只是因為春天陽氣旺盛，要加強對肝臟的養護。但是李先生不僅沒有加強，反而早已疏忽，導致肝火越來越旺盛。

一直以來我都認為，想要解決春天肝火旺盛的問題，不妨通過食療。大家知道青色是入肝臟的，要想滋肝祛火必然少不了青色食物。比如經常吃香椿、馬蘭頭、薺菜、春筍等，這些食物都能養肝護肝。

我最青睞的青色食物是蒲公英，每年春天都會食用。有時用蒲公英煮粥，有時做成菜肴。用蒲公英做出來的菜肴不僅味道可口，還具有非常強的去火效果。

動物肝臟也是養肝護肝的好幫手。根據中醫以臟養臟的理論，動物的肝臟可以養護人體肝臟。不僅如此，還能補充肝血，改善肝血虧虛的情況。

肝血充盈了，不僅有利於肝臟健康，對其他臟腑也有好處。所以春季養肝不妨適當吃些動物肝臟，比如雞肝、鴨肝、鵝肝、豬肝等。提醒大家，食用前一定要將肝臟內的血水徹底洗淨。以下就為大家推薦一款食譜：蒲公英炒豬肝。

蒲公英炒豬肝 蒲公英性寒，入肝經後可以起到兩方面作用：一是滋補肝陰，補充肝血，疏理肝氣，有效改善肝氣血不足、肝氣鬱結。二是清理肝火。

食材	蒲公英、豬肝、料酒、精鹽、醬油、蔥
食譜	①豬肝反覆洗淨，去掉血水，切薄片。 ②蒲公英洗淨用開水焯一下，撈出來再洗淨，瀝乾水分，切段；蔥洗淨，切蔥花。 ③熱鍋，放入適量植物油，油熱到八成時放入豬肝爆炒。爆炒片刻後放入料酒、醬油，等到快炒熟時放入蒲公英、味精、蔥花、精鹽味即可。

除了飲食調理外，還要注意心情調適，這也是身體健康、精力充沛的必要條件。特別肝臟是最忌怒的，因此平時要儘量保持平和，儘量不發怒，對於肝臟的養護很有幫助。我認為，讓情緒平和的最好方法就是經常外出活動，散散心，不僅可以讓心情舒暢，還能借助戶外的陽氣達到以陽補陽的目的。

大大降低酒精傷害

親友相聚、工作應酬都免不了跟酒打交道。不喝不行，喝多身體又受不了，該如何把酒精對身體的傷害降到最低呢？

很簡單，喝酒一定要把握量。無論哪一種酒，適度飲酒量都是以酒精攝入量為准。世界衛生組織國際協作研究指出，正常情況下，男性每日攝入的純酒精量應不超過二十克。

白酒的度數最高，一般可分為低度、中度和高度酒，米酒也是白酒的一種。低度酒不能超過一百毫升，中度酒不能超過五十毫升，烈性高度酒最好不要超過二十五毫升。一旦超過這個飲用量，就會對胃、肝臟等器官造成影響，加大負擔。啤酒的一天飲用量不要超過七百毫升。

在所有酒中，葡萄酒的度數相對較低。低度葡萄酒應控制在二百五十毫升以內，高度的則不要超過一百五十毫升，否則會傷害肝臟。

黃酒剛喝時感覺不到什麼，但後勁足，度數在八至十八度之間。果露酒主要以水果為原料，度數高低不等，保健酒也屬於果露酒。飲用這兩類酒時也要注意量的把握。

話雖如此，可一到宴席上很容易超過安全飲用量，如何做才能最大限度降低酒精對肝臟和神經系統的刺激呢？

❶ **選擇低度酒**。通常在同等量下，高度酒對肝臟等器官的損傷要大於低度酒，一般蒸餾酒的酒度一般多在四〇％vol左右，因此酒席上最好選擇低度酒。

❷ **白酒和黃酒溫著喝傷害更小**。在加熱過程中，甲醇、醛、醚類等有機化合物，會隨溫度升高揮發，乙醇也會揮發一些，使酒的濃度稍有降低，減輕對肝臟的傷害。

❸ **飲用過程中多喝水**。喝酒前，很多人會吃解酒藥，其實解酒藥只能緩解酒後不適，並不能減少對肝臟的損傷。而靠飲食，則能降低損傷。首先，喝酒前要吃富含澱粉和高蛋白的食物墊底，但千萬不要吃臘肉、鹹魚等，它會與酒精發生反應，更傷肝臟。其次，喝酒時要注意多喝白開水，不喝酒的間隙最好喝水或點杯西瓜汁，可以加速酒精從尿液中排出，減少肝臟負擔。第三，喝酒要慢些，小口喝，一通猛灌不僅易醉，而且對呼吸道、胃等器官的損傷更大。第四，在喝酒間隙不妨點個有蘿蔔的涼拌菜。蘿蔔能解毒，可減少對肝的損傷。最後餐後上果盤時，也許你已吃不下其他東西，但西瓜要儘量多吃，幫助酒精排出。

倘若不舒服，甚至醉酒，可以喝點蜂蜜水、果汁、番茄汁或芹菜汁，或吃點新鮮葡萄。將酒吐掉也行。先喝點白開水或醋水，然後用筷子刺激咽部，使一部分酒精吐出，也能減少對身體的損傷。

選好下酒菜，減輕肝傷害

曾有位小夥子在泰國旅遊時吃了很多榴槤，之後又喝了酒，結果引發心臟病猝死，年僅二十八歲。新聞裡還提到泰國有明確規定，使用大量榴槤後，八小時之內是不能飲酒的。這榴槤加酒，怎麼變成了奪命砒霜呢？

因為榴槤含有硫的化合物，這種物質能使乙醛脫氫酶的活性降低七〇%以上，也就是說不能把酒精完全代謝成對人體無害的乙酸。飲酒之後，正是因為人體分泌了乙醛脫氫酶，酒精才能被消化，進而排出體外。可是榴槤卻抑制了這種酶的產生，吃完榴槤再喝酒，人就更容易喝醉，甚至引起酒精中毒。

事實上，喝酒吃菜非常有講究，吃對了，能把酒精的傷害降到最低，吃不對，身體就會備受其罪。那麼，什麼菜適合下酒，什麼菜不適合呢？

空腹飲酒會使酒精迅速流入腸中被吸收，容易醉。如果胃中有食物，為了消化食物，胃的幽門部收縮，酒精到達十二指腸的時間就會延長。

蛋白質和脂肪在胃內停留的時間最長，最適合做下酒菜，但是攝入過多脂肪容易發胖，最好選擇瘦肉、雞肉、豆製品、蛋、乳酪等蛋白質含量高的食品做下酒菜。

適合下酒的菜

家常豆腐、清燉雞	任何酒都含有乙醛，乙醛是一種有毒物質。而豆腐中有重要胺基酸，能解乙醛之毒，使其排出體外。因此，飲酒時或飲酒後吃點豆腐是有好處的。肉類和大豆中的膽鹼，以及海鮮中的牛磺酸等，能預防肝臟中的酒精變成脂肪蓄積。因此，含有均衡胺基酸的高蛋白食品，如家常豆腐、清燉雞、燒排骨等，是當之無愧的理想下酒菜。
糖醋類菜肴	糖、醋對肝臟及血液循環有一定的保護作用，因此下酒菜最好有一兩款甜味菜，如糖醋三絲、桂花蓮藕、拔絲山藥、拔絲蘋果、糖醋魚以及糖醋裡脊、糖醋花生米等。

香菇油菜	酒精有利尿作用，大量飲酒與頻繁排尿可出現鉀、鈉、鎂等無機鹽的丟失，而表現酸中毒、酒精中毒等症狀。若能吃些涼拌海帶、香菇油菜、拔絲香蕉等，既可穩定水、電解質和酸鹼平衡，又可防止酒精中毒。
蒜蓉蒸扇貝	貝類營養均衡，在酒後和宿醉時使用，解酒功能十分突出，其所含有的牛磺酸與膽汁酸結合後，能活化肝臟的解毒作用。以扇貝為例，它的蛋白質含量可與雞蛋相提並論，由於含有均衡的必需胺基酸，不會對肝臟造成負擔，能促使肝臟恢復功能。
咖哩菜肴	咖哩類菜肴中都含有薑黃，可增進食欲。薑黃是傳統草藥，自古就作為治療黃疸、肝臟和腸胃的藥而被使用。薑黃中含有薑黃色素，它具有解毒、促進膽汁分泌的作用。咖哩類的菜肴，如咖哩雞、咖哩牛肉等，對於因酒精造成的肝臟損傷非常有效。

不適合做下酒菜的食物

胡蘿蔔	胡蘿蔔含的胡蘿蔔素，在肝臟酶的作用下會生成有毒物質，危害健康。
涼粉	其在加工過程中要加入適量白礬，而白礬具有減緩腸胃蠕動的作用，用涼粉配酒則會延長酒精在胃腸中的停留時間，因而增加人體對酒精的吸收，也增加對胃腸的刺激，減緩血流速度，延長酒精在血液中的停留時間，促使人醉酒，危害健康。
燻臘食品	因含有較多亞硝胺和色素，與酒精產生反應，不僅傷肝，而且損害口腔、食道與腸胃黏膜，還會誘發癌症。

燒烤加啤酒最傷肝

飲酒時用燒烤食品做下酒菜對健康不利。燒烤時，不僅食物中蛋白質的利用率降低，還會產生致癌物質「苯並芘」。肉類中的核酸經過加熱分解產生的基因突變物質，也可能導致癌症。當飲酒過多使血鉛含量增高時，燒烤食物中的上述物質與其結合，容易誘發消化道腫瘤。此外，夏天由於飲酒量大，誘發這種疾病的機率往往更高。

首先，用烤的肉製品，溫度無法控制，導致肉的溫度過高，特別是因為夾雜有脂肪，高溫下滴油，與高溫炭火產生反應生成強致癌物苯並芘，肉中所含的蛋白質在攝氏兩百度以上會產生的多環胺類也屬於強致癌物，對直接食用者造成較大的健康危害，吸入煙霧也會造成巨大的健康隱患。

再者，很多人燒烤時喜歡加蔬菜燒烤，例如茄子、辣椒、韭菜等，殊不知蔬菜些許防癌排毒的功效，烤焦後反而危害多（吃過的朋友肯定知道，以青椒為例，烤後表面通常會有焦褐色，即烤焦的現象）。以上有毒物質進入體內，都需要肝臟超負荷運轉進行解毒，傷害是顯而易見的。

第三，過涼很傷肝。炎炎夏季一杯冰啤酒下肚，瞬間的涼爽也讓身體各個器官運動緩慢，工作狀態變得吃力。尤其是肝臟，正在加大馬力解毒時，一瓶冰啤澆下，不說肝臟，換誰也受不了這種兩重天的刺激，引發肝臟疾病的可能性也就越來越大了。

吃燒烤喝啤酒危害是極大的，不能掉以輕心，應該少喝啤酒，燒烤食品也不宜多吃，尤其是B肝病毒帶原者、脂肪肝病人等，更不能亂吃。

在這裡，為無法完全捨棄烤肉的人想出一些折中辦法，比如吃肉時去除烤焦的部分再吃，可以減少患癌風險。或者把肉放上烤架前先用微波爐加熱幾分鐘，烘乾肉汁，減少可形成致癌化合物的中間物質。

第5章

護肝要護膽，膽好肝才會好

肝膽相照，膽好肝才好

肝膽互為表裡，所以有「肝膽相照」一說。從中醫的角度看，膽非常重要，因為「十一臟腑取決於膽」，所以養肝應該從「養肝膽」開始。

從西醫解剖學來看，肝位於腹腔，橫膈之下，右肋之內。膽位於右肋下，是一個梨形的中空囊狀器官，通過筋膜依附在肝的短葉間。膽汁由肝的精血化生，貯藏在膽囊裡，進餐後，在肝氣的疏泄作用下分泌膽汁，經過脾胃，並注入十二指腸，以促進食物的消化和吸收。

過去，解剖學有一個經驗，從動物體內取出肝膽，懸掛高處，可以在室溫下儲存多日。但是一旦膽囊破裂，流出膽汁，肝臟很快隨之腐敗。由此可見，肝膽就是一對命運休戚相關，同生共死的兄弟。

膽的功能是貯存與輸送膽汁，以助腸胃消化、吸收營養。膽汁的分泌與肝密切相關，肝膽功能相輔相成。肝疏泄正常，膽汁才能充盈。養膽要注意如下幾點。

❶宜多食各種新鮮水果、蔬菜，低脂肪、低膽固醇食品如：香菇、木耳、芹菜、豆芽、海帶、藕、魚肉、兔肉、雞肉、鮮豆類等。

❷宜多食乾豆類及其製品。

❸宜選用植物油，不用動物油。

❹少吃辣椒、生蒜等刺激性食物或辛辣食品。

❺宜用煮、蒸、燴、炒、拌、汆、燉的烹調方法，不用油煎、炸、烤、燻的烹調方法。

❻平時喝水時，捏少許山楂、沙棘、銀杏、絞股藍草放入杯中當茶飲用。

❼子時前入睡最養膽。子時對應晚上十一點至凌晨一點，膽經最旺，子時前入睡是對膽經最好的照顧。相當於一年中的冬至，陰氣最重漸衰而陽始生。此刻睡眠最順應天時，最需安靜，最宜安然入睡，此時睡好才能膽清腦清。熬夜者會覺得此時特別精神，那是陽氣生發，長期會陰陽失調。

除了上述事項，還應該多飲水、多活動，適當參加運動，增強體力，避免過度勞累及經常熬夜，保持平和，避免煩躁易怒。調節情志，中醫學認為情志不調，肝氣鬱結，疏泄失職，膽汁郁滯是形成結石的主要因素。保持愉快，人的氣體通暢，氣血調和，肝的疏泄正常，膽汁就不易「滯留」。

吃對喝對，膽不受罪

膽道疾病與飲食有密切關係，所以養「膽」的前提是飲食，只有「吃得好」，肝膽才會好。

❶ **多飲水**。多飲水能稀釋膽汁，不易形成膽結石，還能在膽石形成初期將膽石前期物質或小膽石沖刷進入胃腸排泄掉，防止膽結石發生。一個成年人每天應保證飲水量達到一千五百至兩千毫升（約七至八杯），以稀釋膽汁。

❷ **飲食清淡易消化**。大量攝入脂類食物會改變膽汁成分，使膽固醇與膽色素含量增加，脂肪代謝也易發生紊亂。膽汁濃縮、膽囊收縮功能也降低，易形成結石。而容易消化的食物能減輕膽囊等消化器官的負擔。像是麵食、豆漿、玉米粥、蛋類、菠菜、小白菜等油性少的食物。

❸ **定時進餐**。人體都有生物時鐘，所以進餐時間要固定。餐間不吃零食，防止膽囊不斷受到刺激而增加膽囊收縮和膽汁分泌。

❹ **飲食不宜過飽**。暴飲暴食會使膽囊過度收縮，使膽汁分泌增多而增加膽囊負擔，可誘發炎症和絞痛。

❺ **早餐一定要吃好**。不吃早餐會讓空腹時間過長，空腹時膽汁分泌減少，膽汁中膽酸的含量隨之減少，而膽固醇含量不變。長此以往，膽汁中的膽固醇就會處於飽和狀態，使膽固醇在膽囊中沉積，形成結晶，使結石越結越大。

❻ **甜食不要吃太多**。糖攝入過量，會增加胰島素的分泌，加速膽固醇的積累，造成膽汁內膽固醇、膽汁酸、卵磷脂三者之間的比例失調。

❼ **辛辣食物要少吃**。刺激性食物、濃烈的調味品如辣椒、胡椒、咖哩、芥末等，均可促進膽囊收縮，使膽道括約肌不能及時鬆弛，造成膽汁流出不暢，從而誘發膽囊炎急性發作。

❽ **護膽食物可多吃**。魚類含有多種不飽和脂肪酸，可以促進中性類固醇和膽汁酸的排出；豆腐及少油的豆製品中含有大豆磷脂，具有很好的消除膽結石的作用。

情緒失調，膽病找上門

有兩種人容易在膽上出問題：一類脾氣火爆，容易和人爭吵，抬杠，這類人經常肝火旺盛，肝火上沖。另一類人內向，脾氣好，不愛與人交流，遇事悶在心裡，經常處於壓抑鬱悶的狀態，久而久之，形成了肝氣鬱結。

膽附於肝，抑鬱惱怒傷肝。肝氣鬱結，疏泄不利，膽汁不能正常分泌排泄，阻滯於膽道，橫逆犯胃，膽汁上溢而使人發病。

情緒養生就是要通過自我修養、愛好、鍛煉，改變不健康的行為方式和情緒，針對兩種不同的類型，選擇適合自己的調整方法。

- **第一種人**，需要降燥、制怒，多去大自然舒緩情緒，聽輕音樂，養些花草魚蟲，在欣賞中陶冶情操，使過盛的肝火疏泄。飲食上應該多吃酸、苦的食物，以配合情緒養生。
- **第二種人**，需要適當張揚來發洩情緒，多與人溝通。內向的人往往通過運動，尤其是無氧運動可以改善鬱悶情緒，可以踢球、單杠、雙杠、啞鈴、爬山等。也需要多去大自然，看看藍天白雲，看看鳥飛，聽聽蟲鳴，舒解鬱結的肝氣。飲食可以多吃些香的、辣的，以幫助刺激情緒。

總之，養生的首要任務就是情緒養生，通過情緒養生許多疾病可以得到預防，對於肝膽來說尤其如此。

吃火鍋要小心引起膽囊炎

冬天很多人喜歡吃火鍋，殊不知吃火鍋也會吃出膽囊炎。膽囊炎是發病率較高的一種疾病，表現為右上腹劇痛或絞痛。吃火鍋一般容易吃多，進食量比平時大，吃的葷食也多，這樣會讓膽汁異常分泌引發膽囊炎。

人們喜歡吃火鍋主要是喜歡吃肉類，因為其他烹飪方式做出來的肉類較硬較老，因此很多飯店為了滿足人們吃鮮嫩的習慣會加上嫩肉粉，但吃多對健康有害。所以還是少吃。

任何食物都要掌握一個量，過量不好。火鍋吃得適量就好，如果過多，就會增加膽囊炎的概率。因為肉鮮美，吃火鍋往往會攝入過量的肉，就連平時不是吃很多肉的人，吃火鍋時攝入的肉量都會是平時的四至五倍。而且是一次性不間斷的，這樣會造成膽囊負擔過重，因為肉類大部分都是脂肪含量高的食物，一時間膽囊很難消化，非常容易誘發膽囊炎。

有些地區還經常吃牛油火鍋或辛辣火鍋，更容易增加膽囊負擔，如果平時就有膽結石的人一定要少吃。膽囊雖小，作用卻非常大，如果沒有膽囊，對脂類食物消化就會有障礙。一旦膽囊沒有了，勢必會增加肝臟負擔。

另外，寒冷刺激也是誘發膽囊炎的一大因素。有膽囊炎病史的人常說「我在飲食上很注意，為什麼天忽冷忽熱時，還是經常感覺不舒服呢？」這是因為天一冷，會使人體神經調節功能發生紊亂，膽汁成分改變，膽汁分泌增多，容易誘發膽囊炎。所以，此時過食油膩或暴飲暴食都很危險，容易傷到膽。有膽結石的人，特別是有過膽囊炎發作的人，更是如此。

小張體檢時發現有輕微膽囊炎，但由於平時沒有明顯疼痛等症狀，所以一直沒太在意。前幾天與朋友聚會喝冰啤酒吃火鍋，晚上就感覺腹部疼痛，到了下半夜，不僅疼痛加劇，還出現噁心、嘔吐等症狀。當時家人以為是食物中毒，將他急送到醫院。經超音波檢查發現竟是急性膽囊炎發作！

火鍋油膩的湯底，牛羊肉等動物類食品所含的飽和脂肪、膽固醇等會加重胃腸、肝膽、胰臟等器官的負擔。因此，火鍋雖好吃，但並非所有人都適合，尤其是慢性膽囊炎患者或有膽囊結石等病史者，最好少吃。即使是健康的人，平時吃火鍋時也要清淡些，儘量避免高脂肪類火鍋，最好配以較清淡的鍋底，加上各種新鮮蔬菜。

另外，吃完火鍋還可以吃點三黃片，讓「火」一「泄」了之。也可以喝些茶，有助於脂類食物消化和排出。

不吃早飯、過分素食，小心膽結石

近年因飲食結構和生活方式改變，膽結石的發病率逐年升高。成年人膽結石發病率大概為一〇％，中年婦女甚至高達一五％。好發人群多集中在中年女性、體型肥胖、不吃早飯、喜歡吃油膩食品、多次妊娠、慢性肝病人群。

雖然膽道疾病成因很複雜，但醫學界較公認的高危險因素主要有三個：

❶不吃早飯、不定時吃飯，以致膽囊長時間不收縮。

❷高膽固醇飲食。

❸為糖尿病以及門脈高壓等疾病所引發。

現代人可能很常不吃早飯。特別是冬天轉冷，許多人寧願多睡一會兒也不願意早點起來吃早餐。殊不知，不吃早餐者膽結石的發病率大大高於飲食規律者。經常不吃早餐，會使膽汁中膽酸含量減少，膽汁濃縮，膽囊中易形成結石。所以奉勸大家，不要因為早上趕上班或賴床而不吃早餐。

早餐最好吃一個雞蛋，一方面補充營養，另一方面雞蛋可以促使膽囊定時收縮排空，減少膽汁在膽囊中的停留時間，達到預防膽結石的目的。睡前可以喝一杯牛奶，刺激膽囊排空，經過一夜，膽汁就不會在膽囊鬱積濃縮，避免膽囊內小晶體的形成，同樣可以預防膽結石。

生活中應注意哪些方面以減少膽石症的發生？

❶養成良好飲食習慣，生活規律，一日三餐均衡飲食，使膽汁分泌保持正常。此外，還要多飲水，可以稀釋膽汁，不使過分濃縮。不要過食高蛋白、高脂肪飲食，防止過度肥胖等。

❷適當增加運動，久坐久臥會使膽汁在膽道內運行緩慢，膽汁滯留又為結石的產生創造了條件。

❸保持樂觀開朗。情緒不佳，肝氣鬱結是導致膽結石的主要原因之一。好的情緒能調整機體的新陳代謝，使各臟器功能發揮正常。對預防膽結石的發生極為有利。

❹積極防止膽道感染，有蛔蟲者需行有效的驅蟲治療。

引起膽結石還有一個重要原因，那就是過分素食。現代素食主義風氣越來越盛行。從現代人的生活習慣來看，多吃素食少吃葷食是有好處的。但長期只吃素食也不可取，長期只吃素會導致營養不均衡，甚至吃出疾病來。

我有個遠房侄女二十七歲，身高一百六十公分，體重卻有六十公斤。去年夏天開始她決心減肥，每天只吃素食，我勸她這樣會傷肝膽，可她並不以為然。半年體重減至五十公斤。

她父母為她物色了對象，約好春節見面。年初二兩人見面，雙方都非常滿意。年初四全家在親戚家拜年吃完晚飯後，她感到右上腹隱痛，當時她沒在意，心想可能拜年累的。回家躺下後疼痛依然沒有減輕，陣發性加重，並放射至右肩背部和右肩胛骨下角區。第二天早晨醒來開始噁心嘔吐、大汗淋漓，疼痛加重，家人連忙將她送到醫院。經超音波檢查發現膽囊有兩個棗核大小的結石，最後做了手術才康復出院。

為了擁有更好的身材，可以對自己有嚴格的膳食規定。但長期只吃素食是不可取的。

膽汁主要由肝臟產生，膽囊就像一座水庫儲存濃縮膽汁。人們進食，特別是油膩食物後，食物進入胃中刺激膽囊收縮，引起膽汁分泌，促進食物消化吸收。長期以素食為主，含纖維素類食物影響膽汁的分泌與濃縮，使膽汁長期在膽囊淤積。儘管切除膽囊後對大部分人沒什麼明顯影響，但不調整飲食，仍容易再次產生肝內外膽管結石。

除了導致膽結石，長期素食還會導致高血壓。飲食中肉類和蛋類，可以增加血管的營養，保持血管良好的彈性。嚴格的素食主義者一點肉都不吃，拒絕一切動物蛋白和脂肪的攝入，其結果是血管彈性變差。因高血壓、高血脂而不敢吃肉的患者，血液中的血脂如果偏高，是可以用藥物驅除的。假如血管彈性變差就很難恢復了，而血管彈性差的結果，會導致血壓居高不下。

此外，女性經常食素，會對激素分泌造成破壞性影響，嚴重的甚至可能導致不孕。一些女性因為減肥，體脂肪比例過少，或短期內體重下降過快，都會導致雌激素水準不足，出現月經紊亂甚至閉經，卵巢也不排卵了，宮頸黏液也不那麼多了，受孕率可能會下降。同時，純素飲食者更容易出現缺鈣、鐵和維生素B12的問題，一方面增加了發生骨質疏鬆、缺鐵性貧血、巨幼細胞性貧血等疾病的風險，另一方面作為孕婦也不利於胎兒的生長發育。

飯別吃太飽，覺別睡太晚

古代養生家說「睡覺為養生之首，一夜不睡，百日補不回來。」並認為，經常太晚睡會傷膽氣，嚴重者會患憂鬱症。《黃帝內經》云：「氣以壯膽。」「十一臟腑取決於膽」人體五臟六腑之氣都取決於膽。如果膽氣能生發，身體就不會受到影響。晚上十一點至凌晨一點是子時，膽經最旺。人在睡眠中蓄養膽氣，不睡覺就會消耗膽氣，嚴重者出現「憂鬱症」，做事也會缺乏膽量。

子時不睡，除造成膽汁新陳代謝不利外，還可造成貧血、供血不足。膽虛上不明目，血虛下不養筋，形成目倦神疲、腰膝酸軟之症。肝膽在五形中為青色，子時不睡臉色易返青、丑時未睡臉色則易鐵青。肺在無形中為白色，寅時未睡臉色就易青灰。

另外，中醫還認為「膽為中正之官，五臟六腑取決於膽。」膽又為少陽，「少陽不升，天下不明」。如果晚上不能及時睡覺或睡眠品質不好，第二天少陽之氣沒有升起，人就易睏乏，沒有精神。

對人體而言，最佳睡覺時間應該是亥時（晚上九點至十一點）至寅時（凌晨三點至五點）末，也就是晚上九點睡下，早晨五點起床。亥時三焦經旺，三焦通百脈，此時進入睡眠狀態，百脈可休養生息，使人一生身無大疾。百歲老人有個共同特點，就是亥時睡，寅時起。可惜現代人很少能做到。

另外需要注意，晚飯要儘量早吃，不要吃太飽，要清淡一些避免油膩。晚吃飯，又吃得太飽，還沒充分消化完就要睡覺了。睡覺時血液循環都會減慢，胃裡還有大量沒消化完的食物，會讓胃得不到足夠的氣血工作，也無法充分休息。另外膽汁要參與消化，還會連累肝膽跟著受累，長期如此，就會形成胃病和肝膽結石疾病。

晚餐吃太多，特別是同時酗酒或高脂肪飲食者，更易誘發急性胰腺炎。表現為上腹部疼痛，陣發性加劇，並可放射至左腰、左肩和左臂，還常伴有噁心、嘔吐，不及時救治可危及生命。有的人會在睡眠中突發急性胰腺炎並致休克，因無人知曉其發病，無法及時搶救，直至死亡。如果有膽管結石、慢性膽囊炎、膽管蛔蟲症病史者，晚餐暴飲暴食也容易誘發急性胰腺炎。

所以晚飯要早點吃，距離睡覺最少要有兩個小時。

第6章

四季養肝有講究，一年都要護好肝

春季養肝，心需靜而身需動

「春養肝，夏養心，秋養肺，冬養腎」。春季萬物復甦，生機勃勃，此時是調養五臟的最佳時機。中醫認為，春屬木，入味為酸，對應五臟為肝，順應自然界生長規律，春季是補養肝臟的最佳季節。

但同時春季也是肝病的多發時節。如果不注意情志調攝，肝氣抑鬱，會生出許多病來。如情志不遂，肝陽上亢，血壓升高，有心腦血管病者容易中風。所以每到春天，發生肝病或肝病復發的病人就會比其他季節多。

基於此，自然界的生物隨著氣候、節氣等環境狀況改變，人體五臟六腑的運行狀態也會隨之改變，因此，飲食起居也要相應調整，這就是所謂的「天人合一」。

在春天，肝氣旺盛而生發，人的精神煥發。但如果肝氣生發太過或是肝氣鬱結，都易損傷肝臟，到夏季就會發生寒性病變。此外，中華近五千年的中醫文化，在保健養生方面早已精闢提出了「上工治未病、不治已病」等經典思想。因此，順應天時變化，對日常飲食起居及精神攝養進行相應調整，「未病先防，有病防變」加強對肝臟的保健正當其時。

該如何在起居飲食方面調節養生呢？

1. 心靜

保持樂觀豁達，對肝臟的保健是不可少的。人們平常說「火大傷肝」、「怒傷肝」、「肝火太旺」，都是在說情志過度刺激，使五臟之氣平衡協調的關係受到破壞。因此，春天應順應陽氣生發的自然規律，方可使肝氣順暢條達。學會調控和駕馭好情緒，心胸開闊，遇到不快的事要戒怒，並及時宣洩，防止肝氣鬱結。

平時要培養開朗的性格，多些興趣愛好，在《壽親養老新書》裡載有十樂：讀書義理、學法帖字、澄心靜坐、益友清談、小酌半醺、澆花種竹、聽琴玩鶴、焚香煎茶、登城觀山、寓意弈棋。清代畫家高桐軒也有耕耘之樂、把帚之樂、教子之樂、知足之樂、安居之樂、暢談之樂、漫步之樂、沐浴之樂、高臥之樂、曝背之樂。現代人應多學學古人的「十樂」，對春天養肝大有裨益。

從中醫的角度，心靜，神安，肝氣就會柔暢通順，促進氣正常運作。若心神躁動不安，精氣耗損，器官就會早衰。清靜養神指的就是思想保持開朗、樂觀；七情不能過激，春季養肝時要特別注意制怒，因為怒傷肝導致的不良影響諸多。

所以，春季要懂得控制情緒，怒從心頭起，或是想要與人爭吵時，一定要及時提醒自己用理智控制怒氣。最好將積聚、抑鬱在心頭的不良情緒通過適當方法發洩，儘快恢復到心理平衡狀態。

2. 身動

萬木吐翠的春天，正是採納自然陽氣養肝的好時機，而運動則是絕佳的方法。春季時到郊外踏青，做做體操、練練劍法，舒展全身的筋骨肌肉，讓全身融入自然界中，符合春季養陽的道理。堅持不懈，利於保持機體正常新陳代謝，利於肝臟疏泄。並且，運動可以促進全身血液循環，避免血液黏稠度、血脂上升，以及血管硬化，可以間接促進肝藏血、造血功能。

不過在春季鍛煉，要給大家一些建議。

首先，鍛煉不宜過早，春天早晨霧氣較重、溫度較低，各種細菌在春季處於活躍的繁殖期，很容易彌漫在空氣中，加上如果粉塵較多又遇霧天，則不適合鍛煉。最好等太陽升起來後（上午八九點鐘）再開始鍛煉。

此外，春季鍛煉不可過猛，因為人的肌肉和韌帶還比較僵硬，如果運動前沒有充分準備，很容易扭傷。可選擇步行、跑步等全身運動，幫助打開全身肌肉。還要注意運動的時間和強度，節奏比較慢、運動量不大的運動方式比較合適，比如慢跑、散步、太極、爬山、放風箏等，注意調節好自身節奏，科學運動。

春季養肝還要講究勞逸結合，適當的運動配合高品質的睡眠。適量的運動可以增強體質，促進血液循環，改善機體代謝，增強抵抗力，改善肝臟的調節機能，放鬆心情，使肝氣條達。

春季進補，補虛明目養肝湯

春季乍暖還寒，天氣變化多端，各種病毒也在此時迅速繁殖，感染病毒會削弱肝臟、器官功能，應適當服用有扶助正氣、補益元氣的補品，如人參、紅參、西洋參等。吃一些具有滋補之功的食物，如牛奶、豆漿、蜂蜜等，進而補虛損、強身益肝。

《杏林箴言》有云：「春令進補有訣竅，養肝明目是首要。」春季易使肝旺。肝開竅於目，若肝血不足，則易使兩目乾澀，視物昏花。所以推薦幾款養肝湯，有空不妨食補養肝。

清燉雞湯　安神、溫中，滋養肝血。五禽中，雞應於肝，所以雞湯滋養肝血、肝陽效果非常好。平常女性坐月子時都會喝雞湯，就是這個道理。

食材	雞肉塊六百克、薑片少許、水一百二十毫升、香菇三朵、枸杞一小把
食譜	①雞肉塊放入沸水中汆燙，去血水備用。放入雞肉塊、薑、蔥段、香菇，大火燉。 ②燒開後，放料酒，加入一點點醋，去腥，也能促進鈣質發揮。以及把備好的枸杞一起加入，小火兩小時煨爛，出鍋時加入鹽調味即可。

杞棗雞蛋湯　補肝腎，健脾胃，滋陰潤燥，養血除煩。適用於肝腎虧損、脾胃虛弱者以及慢性肝炎、肝硬化患者。

枸杞子味甘，性平，功能滋補肝腎，益精明目；紅棗能補中益氣，養血安神，並具有增強免疫力及抗氧化等作用。

食材	枸杞子三十克、紅棗十個、雞蛋兩個
食譜	①枸杞子洗淨瀝乾，紅棗洗淨去核，一起放於砂鍋中。 ②加清水適量，燒開後加入雞蛋煮熟，調味即可，分兩次食用。

丹參黃豆湯 補虛養肝，活血祛瘀。適用於慢性肝炎、肝脾腫大者調補。

丹参味苦微溫，活血去瘀、安神寧心、排膿止痛。現代醫學證實，丹参能有效提高機體超氧化物歧化酶活性，機體對自由基的清除能力增強，減少細胞、組織、臟器的變性和破壞。

黃豆性甘，性平，功能健脾寬中，益氣和中，生津潤燥，清熱解毒。黃豆中的磷脂可除掉附在血管壁上的膽固醇，維持血管壁的軟化，並防止肝臟內積存過多的脂肪。黃豆含大豆異黃酮，可增強巨細胞功能，使脾臟生成免疫球蛋白的作用增強，外周血淋巴細胞含量增多。這些都有利於補虛養肝。

食材	食譜
丹參十克、黃豆五十克、蜂蜜適量	①丹參洗淨放砂鍋中，黃豆洗淨用涼水浸泡一小時。 ②撈出倒入鍋內加水適量燉湯，至黃豆爛，揀出丹參，加蜂蜜調味即可食用。

生地天冬豬肝湯　略帶藥材特有甘、澀氣味，但不失清潤可口，具養肝舒肝的功效。同時也適宜肝血不足、肝氣鬱結、視物不清、心煩失眠、口乾口苦、毛髮不澤或白髮早衰等。

食材	生地五十克、天冬二十五克、鮮菊花十朵、陳皮一個、豬肝和豬瘦肉各一百五十克
食譜	①生地、天冬、鮮菊花、陳皮洗淨，稍用清水浸泡；豬肝、豬瘦肉洗淨切薄片，用醬油、生油、食鹽醃十五分鐘。 ②先把生地、天冬、陳皮放入鍋中，加入清水五百毫升，文火燉滾三十分鐘後，再放入豬肝、豬瘦肉、菊花瓣，滾至豬瘦肉熟，調入少量食鹽和生油便可。豬肝、豬瘦肉撈起拌醬油佐餐用。

春季飲食宜清淡，別讓肝火太旺

春天是萬物齊發的季節，人體各臟器也頻繁活動起來。趁勢養肝可避免暑期的陰虛，但過於補肝又怕肝火過旺，加上春季風大雨少、氣候乾燥，容易上火。肝火過旺則容易肝胃不和，所以春天人容易上火，出現舌紅苔黃、口苦咽乾、口唇生瘡，牙齦腫痛等，因此飲食宜清淡，忌油（油炸食品）膩、生冷及刺激性食物。可適當吃些清解裡熱、滋養肝臟、補脾潤肺的食物。

豆芽	有清熱功效，最適合此時吃，能幫助五臟從冬藏轉向春生，有利於肝氣疏通、健脾胃，吃時應儘量保持其清淡性味和爽口特點。不過，豆芽菜最好隨買隨吃，放進冰箱冷藏要裝入塑膠袋密封好，不宜超過兩天。
春筍	味道清淡鮮嫩，含有豐富植物蛋白，以及鈣、磷、鐵等營養元素，因其高蛋白、低脂肪、多粗纖維素而備受人們青睞，經常食用有滋陰、益血、化痰、清肝明目、助消化、防便祕的功能。
小麥胚芽	營養價值很高，也能防病治病。小麥性涼、味甘，有養心益腎、和血潤燥、健脾厚腸、除煩止渴的功效。小麥胚芽養心氣，適合有心臟病者在春季食用。有關文獻記載，小麥胚芽中天然維生素E的生理活性效能是合成維生素E的三十倍。維生素E有抗氧化的效果，它在人體內能抑制自由基，促進人體的新陳代謝，延緩機體衰老，改善肝臟功能，對養肝意義重大。

芹菜	味辛微甘、性涼，有平肝安神、清熱透疹之功效，還可治麻疹初期、肝陽上譏、失眠多夢等。芹菜是高纖維食品，它經腸內消化作用產生一種木質素或腸內脂的物質，這類物質是一種抗氧化劑，高濃度時可抑制腸內細菌產生的致癌物質。
小白菜	適當吃小白菜能養肝排毒，還可以清火。小白菜中的維生素、礦物質、膳食纖維含量都不低，不論是做蘸醬菜、做湯，都是不錯的選擇。
萵苣	含有大量維生素和大量鈣、鐵、蛋白質、脂肪、維生素A、維生素B1、B2等成分，是蔬菜中的上品，有「鳳尾」之稱，屬於葉用萵筍的一種，但營養價值卻遠高於萵筍。比如蛋白質含量高出四〇%，胡蘿蔔素高一．四倍，鈣高兩倍，鐵高三三%，硒高一．八倍。萵苣具有降低膽固醇、治療神經衰弱、清燥潤肺、化痰止咳等功效，是低熱量、高營養的蔬菜。另外，萵苣微苦性微寒，對於一些上火的人群非常有效，能利尿通便，養肝健脾，輕體瘦身。

苦苣	苦苣，也叫苦菊，含有大量維生素、礦物質和苦苣菜精、類黃酮等植物化學物質，可清熱解毒，祛火養肝，清肺止咳、消食健胃、抗炎消腫。苦苣中的維生素A和β-胡蘿蔔素含量極高，比胡蘿蔔還高，不僅對眼睛和皮膚有益，還有很好的抗氧化、抗衰老、增強免疫力的作用。鈣含量也很高，很多人都覺得乳製品是補鈣的最佳來源，其實綠葉菜補鈣更全面一些，不僅富含和牛奶相媲美的鈣質，還含有幫助鈣質吸收和沉積的鎂、維生素K。 苦苣還有一個優點，就是很少生蟲害。菜農也就少用農藥，被農藥污染的可能性小一些，安全性就多一分。 春季早晚溫差較大，冷熱不均，是疾病易發季節。預防疾病，祛火養肝，不要忘了綠油油的苦苣。
黃瓜	黃瓜味甘、性涼，具有清熱利尿的功效；對煩躁口渴，咽喉腫痛特別有效果。在營養上，含有蛋白質、脂肪、糖類，多種維生素、膳食纖維，以及鈣、磷、鐵、鉀、鈉、鎂等豐富的成分。尤其是含有的可溶性膳食纖維，可以降低血液中膽固醇、甘油三酯的含量，促進腸道蠕動，加速廢物排泄，改善人體新陳代謝。

新鮮黃瓜中含有丙醇二酸，能抑制糖類物質轉化為脂肪，因此，常吃黃瓜可以減肥和預防冠心病發生。黃瓜中所含的丙胺酸、精胺酸和谷氨醯胺對肝臟病人，特別是對酒精肝硬化患者有一定輔助治療作用，可防酒精中毒。黃瓜中的黃瓜酶，有很強的生物活性，能促進機體的新陳代謝。用黃瓜搗汁塗擦皮膚，有潤膚、舒展皺紋的功效。但是，脾胃虛弱、腹痛腹瀉、肺寒咳嗽者應少吃，因黃瓜性涼，胃寒患者食之易致腹痛泄瀉。

菠菜—春季養肝蔬菜之王

關於菠菜有很多有趣傳說。據說乞丐皇帝朱元璋曾喝過「珍珠翡翠白玉湯」，裡面放的就是爛菠菜。也許大家還聽說過，菠菜還有一個非常動聽的名字，叫作「紅嘴綠鸚哥」，這一雅稱則和乾隆皇帝有關。

據說有次乾隆皇帝微服南巡，欣賞了一天美景，傍晚肚子餓了，此時來到一家農家討口飯充飢。女主人自然不知道這就是當今皇帝，沒準備什麼豐盛飯菜，就是把鍋裡的剩飯加水熬成了稀飯，再炒上一盤菠菜端上。

乾隆此時早餓得兩眼發黑，看見飯菜狼吞虎嚥吃了起來，感覺這飯菜的味道比御膳好多了。於是邊吃邊問：「這盤菜叫什麼名字啊？」女主人一時半會兒也想不出好的菜名，這不就是一盤炒菠菜，還有什麼雅名呢？但是一想這位爺看上去身分尊貴，肯定是大戶人家，不能讓他小瞧了我們，於是她看了看綠色菠菜和紅色的菠菜根，隨口說道：「這菜名叫紅嘴綠鸚哥。」

等乾隆回宮後，命御廚做這道「紅嘴綠鸚哥」，卻怎麼也吃不出當年的美味了。

其實，從菠菜的營養價值來說，完全稱得上是蔬菜中的「皇帝」，古阿拉伯人就稱它為「蔬菜之王」。

菠菜性涼，味甘，入大腸和胃經。具有潤腸通便，清熱去火的功效，患有便祕和痔瘡的朋友建議多吃，對於預防舌炎、唇炎、口角潰瘍、皮炎、陰囊炎等疾病有一定的效果。

另外，關於菠菜對人體氣血的補養作用，《陸川本草》有記載：「人血分。生血、活血、止血、祛瘀。」《本草綱目》也說：「通血脈，開胸膈，下氣調中，止渴潤燥，根尤良。」換句話說，菠菜有活血行氣的功效，還能制火潤燥，尤其是菠菜根，這方面效果更加明顯。

為什麼菠菜具有養肝的作用呢？

大家都知道，肝很容易發生燥症，經常表現為肝血不足，或是肝火過盛。菠菜性涼，可以潤燥，因此能清除肝內的邪火，滋養陰血。不僅如此，肝氣太盛，經常會表現出鬱結，而這與菠菜下氣的功能剛好相互對應。

雖然菠菜一年四季都有，但是春天出產的小菠菜養生價值最高。而且，春季又正好是肝火旺急的季節，需要滋陰養肝。

在五色當中，肝對應的是綠色，換句話說，綠色食物特別能養肝。所以，菠菜能生血、行氣、潤燥、養肝，建議春季多吃一些，不僅能平息難以控制的暴躁脾氣，還能改善因為肝血虛損而出現的臉色發白、皮膚乾燥、視力下降，以及因為肝火過盛而引起的口乾舌燥、雙眼上火發紅、痤瘡、便祕等病症。

除此之外，菠菜還具有止血作用。前不久，我切菜時不小心弄傷了手，當時外面下大雨，不方便去醫院，而且傷口流血很多，沒有辦法，我簡單包紮了一下，心想明天一早再去醫院。我記得非常清楚，當晚我做了菠菜湯放了很多菠菜。吃完飯後，到了晚上準備睡覺時，我驚奇地發現受傷的手指頭已經不流血了。

原來，菠菜其中還富含豐富的鐵元素，所以它對於缺鐵性貧血、壞血症、便血也具有很好的幫助。菠菜中所含有的微量元素物質，能促進人體的新陳代謝。

通過臨床發現，大量食用菠菜，還能降低中風的發病率。而且，菠菜的美容效果也非常顯著。據說民間在很早的時候，就經常有人用菠菜汁洗臉，可以清潔皮膚毛孔，減少皺紋及色素斑，保持臉部皮膚光潔。

以下推薦兩款養肝的食譜。

養肝菠菜粥 肝陰不足引起的臉色萎黃、高血壓、大便乾燥、頭痛目眩、貧血、糖尿病等症狀有很好的預防作用。經常適量服食，可養血止血、斂陰潤燥、駐顏悅色。

食材	菠菜一百克、精米五十克
食譜	①菠菜洗淨在沸水中燙一下，切段；精米淘淨置鋁鍋內，加水適量。 ②煎熬至精米熟時將菠菜放入粥中，繼續煎熬至成粥時停火；放入食鹽、味精攪拌均勻即可。

雞湯三鮮菠菜　具有滋陰、養血、清熱、祛火的作用。	
食材	菠菜兩百克、雞片一百克、蝦仁五十克、海參一條
食譜	①把雞片、蝦仁用食鹽、料酒、生粉、胡椒粉上足漿，放入熱水鍋中打焯成熟。 ②炒鍋裡加入鮮湯和調料，開鍋後把菠菜煮至成熟撈出，控淨餘湯裝盤。 ③炒鍋加底油，放入蔥、薑熗鍋；放入鮮湯、調料和蝦仁、雞片、海參。開鍋調味，淋在菠菜上即可。

夏季易傷肝，保養是關鍵

患有肝病的朋友會發現，夏季是肝病的易發期，肝病總是反覆發作，為什麼呢？

❶夏天日照時間長、紫外線強度大、氣溫高，大量出汗，會引起體內水和電解質的丟失，消耗大量的生命能源，自然損傷肝細胞。

❷晝長夜短，睡眠不足，睡眠品質變差導致肝臟血流供應不足，抵抗力下降的同時肝

臟負擔增大。

❸夏季很多人喜歡用冷飲解暑，並挑一些生冷辛辣食物提高食欲。蛋白質、維生素，以及礦物質等營養素，由於夏季攝取偏低，也間接削弱了肝細胞的免疫功能。

❹夏天食物容易腐爛、變質，滋生大量病毒和細菌，不衛生的食物不僅會刺激腸道，引起上吐下瀉，還會加重肝臟對這些病毒和細菌的解毒負擔。如果肝臟功能不好，會引起病毒血症、菌毒血症，A肝等疾病均通過消化道傳染。

以上事項對慢性肝病患者是危險的，因為一旦胃腸不適，就會「牽連」到脆弱的肝臟。同時高溫天氣易使人脾氣暴躁，這就應了「怒傷肝」那句老話。所以夏季保養不當，很容易導致肝細胞受損和肝病加重或反覆。

應該如何保護肝臟健康，安全度過夏天呢？

1. 多飲水

每日少量多次飲用白開水，飲水量應在兩升以上。也可以飲用綠豆湯、淡鹽水等，排暑去毒，促進血液循環和肝臟代謝。同時，要保證三餐營養搭配。盛夏的飯菜最好清淡一些，但必須保證蛋白質、維生素、無機鹽和纖維充足，要多吃豆腐、瘦肉、雞蛋以及新鮮蔬菜，忌食油膩，少吃甜食和辛辣食品。

可適當選吃「食性寒涼」食品，如黃瓜、冬瓜、苦瓜、豆芽、西瓜等，這些食物有清熱消暑、涼血淨血功能，並能增強人體抗病毒和免疫能力。此外，夏季用餐應儘量做到葷素搭配，兩餐之間吃點水果，對提高抗病能力、增強體質有益。

2. 調整睡姿

肝經在人體兩側，不管是左側臥還是右側臥，都能養肝氣。因為人在側臥時，血自然就歸到肝經裡去了，「肝主藏血」，血一歸到肝經，人體就能安靜入睡並開始一天的造血功能。中午可以的話，要午睡半小時到一小時，晚上儘量減少夜生活，保證八小時睡眠。

3. 調整心態

快樂的心情尤其重要。醫學研究證明，肝臟內分佈豐富的交感神經，經常感到煩躁、憂愁會導致肝細胞缺血，影響肝細胞的修復和再生。所以，個人應該改變對自己和他人過於苛求、滿腹牢騷的不良行為模式，培養樂觀、開朗、寬容、放鬆的健康行為模式和心態。夏季情志養肝，要注重保持情緒的安定，不煩躁。

4. 忌飲酒

夏天很多人喜歡喝啤酒，認為清涼解暑，但中醫學認為「酒為火熱之食，損傷肝陰」。無論啤酒如何冰鎮，夏天飲用都如同「火上澆油」，不少患者就是因為過度飲酒導致酒精性肝炎、脂肪肝，直至肝硬化。

5. 不宜久吹空調

夏季不宜在空調低溫環境中久待，空調房中不是自然風，空氣污濁，易滋生病菌，損傷肝臟。因此，降溫應適當，在空調環境中待一段時間後要到戶外活動。

6. 注意飲食衛生

飲食要保證清潔衛生，注意碗筷消毒，多吃新鮮易消化的食物，並選擇食療防暑方式。如新鮮豆漿、蒜茸拌黃瓜、柳丁等多汁水果和新鮮綠色蔬菜。如必要時應採取藥物保肝、護肝等方法。

夏季肝火旺，做好滅火工作

夏季是陽氣最盛的季節，氣候炎熱生機旺盛。此時是新陳代謝的時期，陽氣外發，伏陰在內，氣血運行亦相應旺盛，活躍於機體表面，極易引發肝火症，往往出現脾氣暴躁、心煩、失眠、心慌、口苦、頭疼、頭暈等症狀。

肝火症是一個廣義概念。包括外火、內火兩大類。內火是指由於人體內氣血津液及臟腑功能失調，產生的一系列病理反應。因其具有燔灼焚焰、升騰上沖、消耗陰液、使物質腐敗、生風動血、灼津成痰等病理特點。臨床常見面紅目赤、腫痛、頭脹頭痛、煩躁易怒、失眠、口乾喜冷飲，尿黃便祕，或見出血、暴鳴、舌質紅、苔黃、脈數等，這些表現都具有「熱」、「赤」、「乾」、「急迫」等火的特徵，故取類比象而稱之為火症。

肝為剛臟，內寄相火，體陰用陽，其性喜條達，主動主升，故內生病理之火與肝的關係極為密切。因此，凡是肝之相火（陽氣）偏旺或太過，出現熱象及沖逆現象的，概稱為肝火。肝火旺盛對人體的傷害是極為明顯的。

B型肝炎患者肝火旺較明顯的症狀是頭暈、面目紅赤、脾氣暴躁、口乾舌燥、口苦、頭暈、舌苔增厚、眼乾、睡眠不穩定、嘔血。

肝火旺會導致女性月經失常，這是因為肝火旺會引起月經紊亂，表現為經血量減少、經期延遲或者閉經等。

肝火旺還會導致患者失眠，多是因為思慮過度、惱怒損肝等造成；肝火侵擾所致的失眠，多由惱怒傷肝、思慮過度等引起。肝藏魂，肝火旺則魂不守舍，夜臥不寧，易驚。

肝火旺還可導致孕婦惡阻，孕婦懷孕期間，肝火旺可表現為惡食挑食、眩暈口苦、嘔吐苦水等。

肝火旺盛，重點在調理。肝火旺應遵循基本原則是飲食清淡、多喝水少喝富含脂類的牛奶等物質，少吃難以消化的食物，多吃新鮮水果蔬菜，補充維生素和礦物質元素等，確保肝臟含有足量的營養再生修復。

1. 多食用富含維生素C的水果

肝火旺盛的人可食用富含維生素C的水果，如草莓等。草莓既能養肝，又去肝火。從中醫角度，草莓性涼，偏酸甜，能養肝護肝，又因紅色入心，可去心火。此外草莓是典型的漿果，維生素C含量豐富，有助於人體吸收鐵質，使細胞獲得滋養；其抗炎成分可以減少自由基，保持腦細胞活躍。但草莓是涼性食物，像是脾胃虛寒、容易腹瀉和胃酸過多的人要控制量。

2. 喝乳製品

主要是補充人體蛋白質，以優酪乳為佳，因優酪乳可調整腸道菌群促進毒素排出。此外，還可促進干擾素生成，提高機體免疫體力，養肝護肝。

3. 多喝檸檬水

水有助於加快新陳代謝、排出體內雜質與毒素，減輕肝臟負擔。每天起床後先喝一杯溫開水，喚醒全身的機能。

檸檬的酸性可以促使肝臟生成膽汁，有利於身體排毒。炎熱的夏季，每天喝八至十杯檸檬水，每次三百毫升，對保養肝臟有很大益處。

4.補充維生素B群

B群就像體內的「油庫」，能加速物質代謝，轉化成能量，不僅能為肝臟「加油」，還能修復肝功能、防止肝脂肪變性，預防脂肪肝。夏季愛喝啤酒的人尤其要多補充，因為有研究表明，維生素B群能增強肝臟對酒精的耐受性，有護肝作用。

5.維生素E是護肝新武器

維生素E能阻止肝組織老化，健康人每天攝入十二毫克即可，相當於兩匙葵花油，杏仁、核桃、花生等堅果共三十至五十克。如果患有肝病，每天則至少需要補充一百毫克。

6.適當吃些海產品

夏季可適當吃些海鮮類食物，如魚類、蝦類、甲殼類等，其含多種有益成分，具有增強機體免疫功能，保護受損肝組織細胞不受病毒侵犯，進而養肝、護肝、調免。

此外，如果要有效消除「火氣」，還有一些防治方法：

❶良好的飲食生活習慣、不熬夜，避免食用冰冷及上火食物。

❷適當運動，減輕壓力，保持愉快輕鬆，不僅能提升免疫力，預防感冒，還能減少火氣形成。

❸慢性肝病患者要遵從醫囑，按時服藥，使病情穩定，才能避免病邪化熱化火。

❹針對五臟六腑或不同部位的火氣，服用清熱解毒藥物，如黃芩、黃連、黃柏、梔子等。但這些中藥仍須由專業中醫師開處方才能服用，以免誤食引起不良副作用。

❺經常按摩。身體平躺時，輕柔按摩膽囊和肝臟部位，大約位於身體右側的肋骨下方。按摩有助於促進肝臟部位的血液循環，改善全身代謝功能。

夏季長痘痘，肝火惹的禍

長痘痘與肝火旺有直接關係，夏季肝火最旺盛，假如肝火旺相當於體內的「濕氣」被點燃了，這樣就導致體內產生濕熱。火往上走，當火氣上到頭面，由於頭面沒有排毒出口，只好從皮膚排出，就加劇了痘痘問題。

以下介紹兩種美顏祛痘護肝粥。

豬肝綠豆粥 此粥補肝養血、清熱明目、美容潤膚，使人容光煥發。適合臉色蠟黃、視力減退、視物模糊的體弱者。同時，它對患慢性腎炎、水腫者亦有較好療效。

食材	新鮮豬肝八十克、綠豆五十克、精米八十克、食鹽、味精各適量
食譜	①將綠豆、精米洗淨同煮，大火煮沸後，改用小火慢慢熬。 ②八成熟之後，再將切片或條狀的豬肝放入鍋中同煮，煮後加調味品。

丹參黃豆湯 補虛養肝，活血祛瘀。適用慢性肝炎、肝脾腫大者調補。丹參味苦微溫，功能活血去瘀，安神寧心，排膿止痛。現代醫學研究證實，丹參能有效提高機體超氧化物歧化酶活性，機體對自由基的清除能力增強，減少細胞、組織、臟器的變性和破壞。

食材	丹參十克、黃豆五十克、蜂蜜適量
食譜	①丹參洗淨放入砂鍋，黃豆洗淨用涼水浸泡一小時。 ②撈出丹參和黃豆，倒入鍋內加水燉湯至黃豆爛，揀出丹參，加蜂蜜調味即可食用。

此外，夏季宜多吃綠色蔬菜，以青色入肝經，蔬菜中富含豐富維生素、礦物質、胺基酸、無機鹽等有益成分，有助於舒肝養血、滋陰潤燥、調脂調免、肝臟的滋養與修復、防癌抗癌等功效。

番茄	番茄除了含有很多天然維生素，還能補充機體所需的營養素，多吃可保護肝細胞，防止毒素對肝細胞的危害。夏季多吃番茄還能清熱解毒，涼血平肝。
百合	具有益氣補中、益肺止咳的作用，並可軟堅安神。秋水仙素具有抗肝纖維化和肝硬化作用，常食百合可防治肝硬化。
紫甘藍	十字花科蔬菜包括甜菜、蘿蔔、高麗菜、紫甘藍和芝麻菜等，或是含有硫元素的蔬菜，如洋蔥、大蒜、花椰菜，都可以增強身體的排毒功能。每天吃兩份十字花科蔬菜，能增強肝臟的解毒功能。
梨水	梨中含有蛋白質、脂肪、糖、粗纖維、鈣、磷、鐵等礦物質和多種維生素，能降低血壓、養陰清熱，適合患高血壓、心臟病、肝炎、肝硬化者。煮熟的梨有助於腎臟排泄尿酸和預防痛風、風濕病和關節炎。梨還具有潤燥消風、醒酒解酒等功效，因此在夏季降肝火的食療中當屬最佳食物。

此外，夏季養肝要注意情志調節，更要配合合理膳食。譬如，好吃肉的人，體內腎上腺素升高會使人衝動脾氣暴躁；常年吃素的人則容易抑鬱、情緒不穩定；維生素C缺乏就會表現為冷漠、情感抑鬱、性格孤僻和少言寡語等。所以，要注意吃得對吃得好，遠離壞情緒。深海魚、香蕉、柚子、菠菜、櫻桃、大蒜、南瓜、蘿蔔……都可以提升快樂感，不妨多吃一些。

秋燥傷肝肺，養肺護肝須同行

中醫認為人與自然界是有機整體，隨季節變化人體也會做出相應改變。肺與秋天同屬於金，而肝屬於木，肺金當秋而旺，可制約肝氣，導致秋天肝氣多虛。此外秋季天氣轉涼，氣候偏燥，易傷機體陰津，然而肝藏血，主疏泄故致肝火上炎、肝陽上亢等。

因此，秋季養生在防燥潤肺的同時，也應注重對肝臟的調護，尤其有病毒性肝炎、肝硬化、脂肪肝、自身免疫性肝病等患者應更注意。秋季應如何科學養肝呢？

- **宜養肺護肝**。立秋過後，肺與秋季相應，而秋季乾燥，氣燥傷肺，容易產生疾病，因此需要潤燥、養陰、潤肺。此時，肝臟、心臟及脾胃還處於衰弱階段，立秋後肺功能開始旺盛，因此要加強調養，使肺氣不要過偏，影響機體健康。

建議適當多潤肺，多補充水分，少食辛辣、燒烤、油膩、傷胃的食物，相反，可多吃點果仁類食物。宜早起早臥，多呼吸新鮮空氣，多做深呼吸，以及時排出體內的有害物質。注意不做劇烈運動，不過度勞作，可適度慢跑，促進血液循環，增強體質。

- **合理飲食**。中醫說「肝為剛臟，體陰而用陽」，是指肝臟調節血液運行及脾胃消化的功能，依賴肝陰的充足。故秋季應顧護肝陰，防止辛燥。依據酸甘化陰原理，首先應多吃酸味食物，如檸檬、話梅、葡萄、橘子、奇異果、蘋果（青的）、柚子、草莓、鳳梨、番茄、生梨、柳丁、桑葚，藥食同用的有醋、枸杞、五味子、山楂等。同時多食用甘甜食物如蘋果（紅的）、梨、甘蔗、香蕉、蜂蜜、紅薯、馬鈴薯、胡蘿蔔、菠菜、藕、麵粉、糯米、南瓜、蓮子、芋頭、綠豆等。酸能斂陰生津，甘能益氣滋陰，酸甘配伍，一斂一滋，則可兩濟其陰，滋陰潤燥，舒肝養血。
- **順應自然**。秋季晝夜溫差大、冷暖變化極不規律、空氣乾燥。因此，「秋凍」要因人而異，以注意保暖。應關注天氣變化，適寒溫，加衣被，以免疾病反覆，不可「貪涼」。秋主收，萬物肅殺，常給人體以「秋乏」之感，故秋季宜早睡早起，收神「蓄陰」，方能精神煥發。

初秋氣候宜人，但天氣轉涼，人體陰陽氣血處於收斂內養階段，故運動不宜過劇烈，項目宜選擇快走、跑步、太極拳、球類等。秋季氣候乾燥，身體容易缺水，更要補充大量水分，讓體內毒素及時排出，減輕對肝臟的危害，起到護肝目的。

- **調暢情志**。秋季易引起肝陽上亢，導致脾氣相對急躁，應控制好情緒，保持豁達，對肝臟的調節和提高免疫力都是有益的。秋季調情志，亦應順應季節特點，以「收」為要，做到「淡泊以明志，寧靜以致遠」，以減輕「肅殺之氣」對人體的影響。長期精神抑鬱或突然怒火中燒都會導致肝臟氣血失調，影響肝的疏泄功能，因此情緒不舒暢時，應該找一個途徑宣洩負面情緒，例如找知心朋友傾訴不快，切不可憋在心裡，以致傷害肝臟。
- **起居有常**。中醫的子午流注中講道：肝膽在晚上十一點至凌晨三點最興盛，各個臟腑的血液都經過肝，此刻肝臟的解毒作用也達到最高峰。因此，人在此時也應順應自然，保證充足的休息。此外，中醫認為「人臥則血歸肝。」因此，養肝的最佳方式就是好好休息。平時避免過度勞累，及時休息補充體能，讓肝臟能發揮其調節氣血的作用，消除疲勞感。

很多肝炎患者午後易疲倦，不妨嘗試一種簡單「療法」——每日午後小睡十分鐘。

臨床證明，午後小睡十分鐘能消除睏乏，效果比夜間多睡兩個小時更好。白天在等候飛機、火車、輪船或在乘坐長途巴士和公車時，不妨小睡片刻，可以較有精神。

秋季不可盲補，養肝「收」著來

秋天以後，陰盛陽衰，很多人會用進補提高免疫力，便於抗寒。但在經歷漫長的炎夏後，各種冷飲已經減弱脾胃功能，肝臟也承受一定負擔。突然大量進補，會驟然加重脾胃和肝臟的負擔，特別是很多人工作壓力大，活動量又少，如果補充大量的牛羊肉等高脂肪含量食物，或辛辣油膩的東西，容易使血糖堆積在肝臟。所以秋天養肝，在飲食上要「收」著來。

- **少吃刺激食品**。秋天應少吃刺激性強、辛辣、燥熱的食品，如辣椒、胡椒等，應多吃一些蔬菜、瓜果等。另外，還要避免各種濕熱之氣積蓄，因為凡是帶有辛香氣味的食物，都有散發的功用，因此提倡吃一些辛香氣味的食物如芹菜。
- **飲食不過於生冷**。秋季天氣由熱轉涼，人體為了適應，生理代謝也發生變化。飲食特別注意不要過於生冷，以免造成腸胃和肝臟負擔，發生各種消化道疾患。

- **不暴飲暴食**。攝入熱量過剩，會轉化成脂肪堆積，使人發胖還會加重肝臟負擔，所以秋季飲食要注意適量，不能放縱食欲，大吃大喝。
- **秋季食酸最養肝**。在五臟與五味的關係中，酸味入肝，具收斂之性。春季陽氣初生，多食酸，會使肝功能偏亢，不利陽氣生發和疏泄肝氣。「當春之時，飲食宜減酸益甘以養脾氣。」意思是要少吃酸味食物以制肝火旺盛，多吃甜食以增強脾的功能。因此，春季飲食宜選擇清淡可口的甘溫之品，忌油膩、生冷及刺激性食物。

「當秋之時，飲食宜減辛增酸以養肝氣。」這是因為秋屬金，肺氣旺，味屬辛。按照中醫五行生剋理論，為了防止肺金氣盛行時肝木被克，適當增加肝的「抵抗力」是當務之急。酸味食品能涵養肝臟，秋天應減少辛味平抑旺盛的肺氣，增加酸味護養肝氣。這說明秋季食酸最養肝。

當然，食用酸性食物也要根據五臟偏衰偏勝的具體情況。如消化不良，可以吃點優酪乳、山楂之類。如胃嘈雜，吐酸水，可以適當服用一些生薑水、小蘇打等，減輕症狀，保持機體平衡。

冬季養肝，重在助陽防寒

冬天氣候轉寒，陰氣已盛，陽氣衰微，而人們肝氣偏盛，容易氣滯血淤，養生除補理肺胃外，特別要護肝養腎。尤其是肝病患者，冬季沒有做好護肝「功課」，開春後病情易加重。

前幾天，李女士發現自己雙眼發黃，到醫院檢查才發現肝功能全面惡化。醫生詢問得知，李女士這次發病純屬「病從口入」。原來，李女士是B肝病毒帶原者，但因為沒有什麼不適症狀就沒太在意。夏天開始，李女士三不五時會和朋友去吃燒烤喝啤酒，進入冬季後又經常吃火鍋，這才導致肝病加重。

前文說過，火鍋、燒烤屬於高熱量、高脂肪食物，即使是正常人，頻繁進食也會因攝入過多脂肪而出問題。一些B肝病毒帶原者、慢性B型肝炎患者的消化道免疫力差，再不注意飲食，極易引發肝炎，出現黃疸、肝功能受損等疾病。

肝病發病有明顯的季節特點，每年冬季和春季是高峰期，特別是冬季寒冷會使人的免疫功能發生紊亂，抵抗力下降，最容易發病。如果這時患者再吃大魚大肉或生冷海鮮等，更可能導致病毒感染，引起肝炎急性發作。

冬季，人體氣血的特點是潛藏於內臟，肝病患者應做好冬季調養，以期減少春季肝病活動。冬季養生應重在「藏」，以靜養為主，做好養生調護。

應早臥晚起，待日出後起床。凡事以平常心對待，避免出現緊張、激動、焦慮、抑鬱等負面情緒。其次，陽光充足時，可以在戶外多曬太陽，尤其是背部，有助於補充陽氣。同時，要注意保暖，尤其重視足部保暖，睡前宜用熱水泡腳，按摩足底，促進血液循環，也可以用杜仲、牛膝、艾葉等中藥煎汁沐足。

同時，冬季也是進補的重要時機，以多進食溫熱性食物，避免進食生冷黏硬的食物為宜，可多食牛肉、羊肉、豬瘦肉、雞肉、核桃、龍眼肉、杜仲等食物，或藥食兩用食物調配藥膳調補。

雖說冬季進補正當，但也不要亂補。冬季戶外活動相對減少，若又盲目進補，不僅不能保護肝臟，反而會加重肝臟的代謝負擔，造成熱量過多的剩餘，蓄積在皮下及肝內，形成脂肪肝。因此在食補上要科學合理化，否則護肝不成反傷肝。尤其是B肝活動期，輕者會延緩病情恢復，重者有可能會引起肝臟壞死。

冬季養肝的飲食調養，重在助陽防寒，合理調養。飲食要適量，要營養科學，以下介紹幾款既營養又養肝食譜。

梅花粥	梅花性平，能疏肝理氣，激發食欲。食欲減退者食用效果頗佳，健康者食用則精力倍增。
食材	白梅花五克、精米八十克
食譜	先將精米煮成粥，再加入白梅花，煮沸兩三分鐘即可。每餐吃一碗，可連續吃三～五天。

黑米粥	黑米性平味甘，含十五種胺基酸及多種維生素，能益肝補脾，養胃滋腎，為冬季進補佳糧。適用於肝腎虛損，婦女產後體虛。
食材	黑米三十克、精米七十克、銀耳十五克、芝麻十克、大豆十五克
食譜	①大豆用溫水浸泡一小時，換水洗淨；銀耳泡軟後摘去老蒂。 ②將黑米與精米一起淘洗乾淨，加清水適量，煮約一小時後，加入黃豆、洗淨的芝麻、銀耳，繼續煮約三十分鐘即可。根據口味，可在食用時加入適量白糖。

紅棗粥 紅棗補氣血，益肝健脾和胃，溫補陽氣。適用於脾胃虛弱所致納呆便溏、氣血不足、血小板減少、貧血、慢性肝炎、營養不良等。

食材	綠豆一百克、紅棗十五個、紅糖適量
食譜	將綠豆、紅棗洗淨入鍋，加水適量，煮至豆爛入紅糖即成。

川芎天麻蒸鮮魚 天麻具祛風、補腦、降血壓、紓解四肢酸麻等功能，並對肝臟有疏通作用。川芎可以行血行氣，並增強天麻功能，因而將兩者一起料理。魚肉可以健脾養胃，最適合冬天養身。

食材	新鮮魚肉六百克、天麻十五克、川芎五克，薑、蔥、米酒、香油適量
食譜	①天麻洗淨，再用洗米水泡軟，以增加香味。把魚洗淨；把切絲的蔥、薑鋪在盤底，魚放置其上，接著放上天麻、川芎，再灑上一點鹽，即可放入蒸籠或電鍋，蒸約十五至二十分鐘。 ②將魚湯倒入鍋中，用少許澱粉勾芡，再加入香油、米酒後，淋在蒸好的魚上。

木耳炒文武筍 春節長假人們往往吃得較油膩，這道菜能去脂解膩，營養豐富。主角是綠色萵苣，萵苣中碳水化合物的含量較低，而無機鹽、維生素則含量較豐富，尤其是含有較多菸鹼酸。菸鹼酸是胰島素的啟動劑，經常吃些萵苣可改善糖的代謝功能。萵苣中含有豐富微量元素鋅、鐵，特別是鐵元素很容易被人體吸收，經常食用新鮮萵苣，可以防治缺鐵性貧血，達到養血和養肝的作用。

黑木耳營養豐富，有益氣、充飢、輕身強智、止血止痛、補血活血等功效，富含多糖膠體，有清理身體垃圾作用，還具抗癌和治療心血管疾病功能。

冬筍是高蛋白、低澱粉食品，質嫩味鮮清脆爽口，含有蛋白質和多種胺基酸、維生素以及鈣、磷、鐵等微量元素和豐富的纖維素，能促進腸道蠕動，既有助消化，還能預防便祕。

食材	萵苣、冬筍、木耳
食譜	將萵苣切成滾刀塊，加上適量木耳和冬筍，放少量油清炒，根據口味加適量的鹽等調料。

姬松茸猴頭菇豬展湯 從營養學來看，此湯富含多醣、多肽、蛋白質和維生素、礦物質等。從中醫養生學來看，此湯補而不燥，常飲能明目，健脾胃、滋陰養顏、潤肺養肝，且清潤可口，男女老少皆宜。

食材	姬松茸二十克、猴頭菇五十克、淮山、杞子各十五克、芡實三十克、豬腱子肉五百克、蜜棗三個、生薑三片
食譜	①各物分別洗淨。蜜棗去核；猴頭菇用溫水浸發，再擠壓；淮山、杞子、芡實稍浸泡。 ②與豬腱子肉、生薑下鍋煮，加清水兩千五百毫升，大火滾沸後改文火燉約兩小時，下鹽便可。

天麻白芍生蠔湯

此湯可安神平肝潛陽，有滋陰益血、養肝補腎、祛風止顫。

食材

天麻二十克、白芍十克（中藥店均有售）、生蠔肉三百克、西洋芹五十克、生薑四片

食譜

①食材分別洗淨。藥材、生蠔稍浸泡。西洋芹切段。

②先把藥材下鍋煮，加清水兩千毫升，大火滾沸後改文火燉約一個半小時，棄藥渣留藥液。為武火下生蠔，再下西洋芹、鹽和油便可。

桑寄生首烏瘦肉湯

桑寄生為南方地道藥材，因而又名「廣寄生」。其性平味甘、苦，有養血滋肝腎、祛風濕健骨及安胎豐胸等功效。桑寄生配同是性味平和而補肝腎的首烏燉豬瘦肉，為冬季養肝理想滋補湯飲。

食材

桑寄生五十克、首烏二十克、紅棗五個、豬瘦肉四百克、生薑四片

食譜

各物分別洗淨。桑寄生、首烏稍浸泡。一起下鍋煮，加清水兩千毫升，大火滾沸後改文火燉兩小時，下鹽便可。

女人冬季須補氣血

女子以血為本，肝為女子先天。中醫認為，肝臟就是身體的將軍，主疏泄，性喜條達而惡抑鬱。肝藏血，可以明目，管理一身的經脈運行，所以怒傷肝，也會傷及眼睛和經脈。

肝臟最主要的特點就是「主升、主動、主散」。想要養肝就要從其特點入手。肝在五行中屬木，所以養肝首要就是滋陰，其次是養血。肝臟儲藏血液，若肝臟養不好，血液就會出現問題，所以養肝必須養血。食物中的蔥、蒜、荸薺、黃瓜、蕎麥、芹菜、茼蒿、萵筍、薺菜、菠菜、茄子、蘑菇等，都是女性養肝的最好食物。

- **注意身體保暖**。女性身體較寒，特別是手腳冰涼、容易感冒或是處於經期的女性。由於女子的生殖系統怕寒冷，一旦受涼容易引起痛經等疾病，因此冬季要注意保護脖子、腹部、腿部，適時加衣，千萬不能因為美麗使自己患上這些疾病。
- **每天泡腳禦寒**。寒從足底生，泡腳是最好的禦寒方式。每晚睡前用四十度左右的熱水泡腳半小時，不僅能緩解腰痠背疼，還能促進睡眠。水不能太淺，至少要高於腳面，最好是連小腿一起泡，效果會更好。怕冷的女性睡前可以穿上保暖的棉襪，幫助雙腳禦寒。

• **適當補充肉類**。羊肉、牛肉中都含有豐富蛋白質、碳水化合物及脂肪，有補肝作用，禦寒效果非常好。吃這些肉類可以保護肝臟，內分泌功能也會增強，達到禦寒作用。此外，女性還可以吃一些大棗山藥粥、五色粥等粥品，都有補氣禦寒的作用。做菜時多放一些薑、胡椒、辣椒等調料，具有「產熱」作用，能幫助身體禦寒。

冬季進補，肝腎要同補

冬天進補，應以溫補為主。養肝不要忘了養腎。因為肝腎同源，精血同源，而腎藏精，肝藏血。以下介紹幾款養肝、補腎、益氣的美食。

杞棗雞蛋養肝湯　補肝腎，健脾胃，滋陰潤燥，養血除煩。適用於肝腎虧損、脾胃虛弱者，以及慢性肝炎、肝硬化患者。

食材	枸杞子三十克，紅棗十個，雞蛋兩個
食譜	枸杞子洗淨瀝乾，紅棗洗淨去核，一起放於砂鍋中，加清水適量燒開後，加入雞蛋煮熟，調味即可，分兩次食用。

靈芝北芪瘦肉湯 補脾益氣、滋補強壯、補益精氣、扶正培本。

食材	黃芪十五克，靈芝十克，瘦豬肉一百五十克
食譜	瘦豬肉切小塊，加水適量，放入黃芪、靈芝，煮至豬肉熟爛，細鹽調味即可。

當歸杞子豬肝湯 當歸能養血、暖宮、治腹痛、豐胸、祛斑，謂「血虛能補」，能溫經散寒、暖腎回陰、養血活血、養肝明目，化瘀止痛。

食材	當歸、杞子各十克，胡椒、紅花、肉桂各一克（或可不用），豬肝一百五十克，生薑兩片
食譜	①各物分別洗淨，藥材稍浸泡；豬肝切薄片，用清水浸泡半小時。 ②先把藥材下鍋煮，加清水一千五百毫升，大火滾沸後改文火燉約一個小時，棄藥渣留藥液，改武火下豬肝，滾至剛熟，下鹽、油便可。

黨參當歸羊脊骨湯　雙補氣血。適用於氣血虧虛，肝腎不足，臉色萎黃，精神倦怠，肢軟心悸，腰膝乏力等症。

食材	黨參十克、炙黃芪十克、炒白術十克、酒白勺十克、茯苓十克、肉桂三克、當歸十五克、熟地十五克、炒川芎六克、炙甘草六克、羊脊骨五百克、生薑三十克。 另外蔥、黃酒、花椒、食鹽各適量
食譜	①將藥材放入紗布，聚攏紗布邊緣用線繩擠緊。過水沖洗待用。羊脊骨洗淨。 ②鍋中倒入清水，水開後，將羊脊骨放入水中汆燙，撈出備用。砂鍋中注入清水，大火燒開，依次放入羊脊骨、蔥、薑、花椒和中藥包，再倒入一湯匙黃酒和少許鹽。蓋上蓋子文火燉兩個小時。將湯盛入碗中，可再加少許鹽調味。

菟絲子粥　有補腎益精、養肝明目、益脾止瀉的作用。

食材	菟絲子三十克、精米一百五十克、白糖些許
食譜	菟絲子洗淨搗碎，放入砂鍋，加適量清水，小火煎湯，去渣取汁，再加淘淨的精米煮粥，待粥快好時加入白糖，稍煮片刻即可食用。

蜂蜜松仁粥 可補益氣血，疏通肝氣，補腎益脾，潤腸通便。

食材	松子仁三十克、精米一百五十克、蜂蜜些許
食譜	松子仁洗淨，搗成泥狀，與淘洗淨的精米一同放入砂鍋中，加適量清水，用大火煮沸，再換小火煮成粥，稍溫後調入蜂蜜便可食用。

瘦肉枸杞大棗糯米飯 有健脾益氣、溫補肝腎之功。

食材	豬瘦肉一百五十克、枸杞、益智仁、核桃仁各十克，大棗十個、糯米一百克、精米五十克
食譜	①瘦肉洗淨切片。枸杞、益智仁、大棗、核桃仁洗淨。瘦肉用醬油、糖、生粉、精鹽等拌好，將拌好的豬瘦肉放入炒鍋，煸炒片刻後撈起備用。 ②枸杞、益智仁、大棗與淘淨的糯米、精米一同放入砂鍋，加適量水煮飯，待煮至即將乾水時，將煸炒過的豬瘦肉平鋪於飯面，再煮至飯熟，放入核桃拌勻即成。

豬肝腎飯　益肝腎，補虛損，養血明目。

食材：精米兩百克、豬肝和豬腎各五十克、乾薑粉十克、熟油、黃酒、白糖各適量

食譜：
①把豬肝及豬腎洗淨切塊，再用熟油、黃酒、白糖等拌醃。
②精米淘淨，放入砂鍋，加適量清水。用大火煮沸，小火煮成米飯，煮到水快要乾時，撒入乾薑粉，將豬肝、豬腎平鋪於飯面上。用小火將飯燜熟透，拌勻即成。

紅棗炒木耳　紅棗富含各類維生素。而木耳性味甘平，有清肺熱、養胃肝陰、滋腎燥之功效。木耳中含有一種膠質成分及豐富的鈣元素，可增加人體的免疫力。

食材：紅棗十五個、白木耳十五克、黑木耳十五克、鹽、香油，蔥、薑適量、清水一百毫升

食譜：
①將黑、白木耳洗淨浸泡後，切成條狀備用；大棗洗淨（剖開）備用。
②薑入油鍋爆香，放入準備好的黑、白木耳，翻炒幾下後再加入洗淨的大棗，加水蓋上鍋蓋稍燜五分鐘後再快速翻炒，收湯後加入調味料即可食用。

蘑菇炒山藥 山藥，味甘性平無毒，有健脾益氣、滋肺養胃、補腎固精、長肌肉、潤皮毛、滋養強壯等功效。適用於身體虛弱、食欲不振、消化不良、久痢泄瀉、虛勞咳嗽、遺精盜汗、小便頻數等症。可使人體元陽之氣充沛，可增強人體抵抗力及免疫力。

食材	乾燥蘑菇十五克、新鮮山藥三百克、芹菜一百克
食譜	①蘑菇洗淨，用熱水泡約十分鐘至變軟，並將泡菇水留下備用。同時將山藥去皮切小片，芹菜也切成相同大小。 ②油熱後，依序加入蘑菇、山藥、芹菜炒熟，接著倒入泡菇水，待湯汁略收乾後，加入適量澱粉勾芡，再加入一點醬油或少許鹽調味即可。

五味子鮮貝　五味子有甘、鹹、酸、苦、辛味，一般中藥店銷售的皆是以蜂蜜蒸熟的蜜制五味子，顏色烏黑，具有調養五臟、強心鎮定的功能。鮮干貝則具有滋補肝腎的功能，因此，當五味子遇上干貝時，不但清爽好吃，也很適合冬季的養肝料理。

食材

五味子十五克、枸杞十五克、鮮干貝六百克、蔥、薑、米酒、香油、鹽適量、冰糖一克

食譜

①干貝洗淨後，用蔥、薑、米酒、香油醃制一下。五味子用清水洗淨後，加入一碗半水以及枸杞，小火慢煮約二十分鐘後，將五味子撈出來（因五味子有微微苦澀味，但也可保留），加入冰糖和鹽調味，再加入少許澱粉勾薄芡，即成五味子醬汁。

②干貝表面裹澱粉後，用中火油炸約三分鐘，成金黃色後撈起。將五味子醬汁淋在干貝上，或是直接蘸食皆可。

第7章

濕熱伏中損肝膽，祛濕排毒壽命長

肝膽濕熱，務必當心

濕熱蘊結於肝臟中很容易誘發疾病，表現出脅肋脹痛灼熱，腹脹厭食，口苦泛惡，小便短赤或黃，大便不調，身目發黃，舌紅苔黃膩，脈弦數等。

從中醫的角度，想要清除肝膽濕熱，應以利濕清熱、清肝利膽為原則，涼血化瘀、排淨毒血為主。濕熱一旦潛入體內，就會像瘋狂侵略者在人體內「發狂」，肝臟受侵襲後就會表現出肝膽功能異常。

對於肝膽濕熱，可以通過以下幾種方法：

❶**合理用藥**。當肝膽因為濕熱侵襲表現出一連串症狀時，應在醫生的指導下服龍膽瀉肝丸、清肝利膽口服液等中成藥。

❷**飲食調養**。平時適當吃些涼性新鮮果蔬，有助於清肝火、除膽濕。蔬菜包括芹菜、豆芽菜等，水果包括蘋果、香蕉、葡萄、西瓜等。平時多喝溫開水，避免吃蔥、薑、蒜、辣椒、羊肉等溫熱食物。少吃荔枝、桂圓、橘子、石榴等過溫性水果。

❸**心情愉悅**。想要祛除肝膽濕熱，應保持舒暢的心情。不良情緒會導致氣機不暢，肝功能下降，加重濕熱症狀。

④**多運動**。運動能讓身體氣機更加通調，利於體內濕熱排出，每天散散步、慢跑、打打太極，都非常不錯。

⑤**「期門穴」穴位按摩**。手掌貼著肋骨外側緣，沿著肋骨一條一條向上推，推至第六、七肋骨時動作可以放緩，這地方有個期門穴，它為肝之募穴，肝病會在此顯現出來，出現不同程度的疼痛。此外，第七、八根肋間的日月穴為膽之募穴，沿著肋骨間隙推至腋下之後，順著手臂、手掌到指尖一直推下去就可以了。

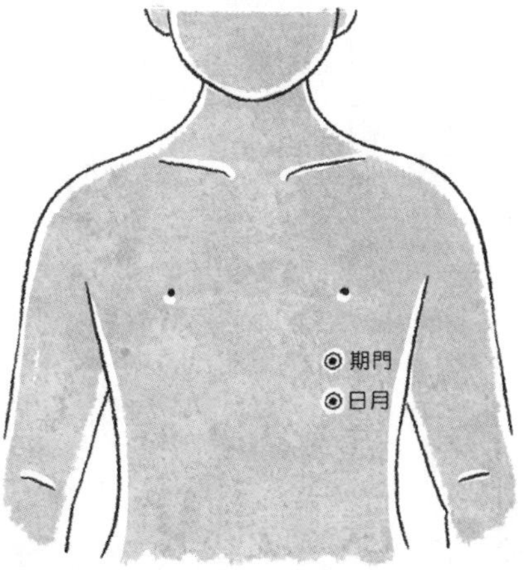

泡腳通經絡，排毒瀉濕火

足底分佈諸多經絡穴位，從古代開始腳部保健按摩就是養生重點，身體各種不適，都可通過腳部保健治療緩解，由濕熱引發的各種病症也不例外。

人體很多重要經脈都起源於足部，由腳趾開始一直向上遍及全身。《黃帝內經》有云「流水不腐，戶樞不朽」，意思是，水流動就不易發臭，門轉動就不易腐爛。經絡也是同樣道理，經絡暢通就不易患上疾病。泡腳能改善局部血液循環，暢通經絡，調節人體平衡，進而治病、防病。

有次一位年近四十的女士來看病，她說這幾個月臉上和頭髮特別愛出油。診斷後，我發現她屬於濕熱體質，肝火旺盛，而且愛發火。我沒有開藥，而是推薦了個簡單祛除體內濕熱的方法——「泡腳法」。

中醫認為，泡腳和艾灸穴位一樣能推動血運、溫煦臟腑、健身防病、改善臟腑功能。還能瀉三焦之濕火，幫助肝臟排毒，安神助慮，非常適合皮膚愛出油、愛長痘者。

肝藏血，是人體的「血庫」，中醫稱頭髮是「血之餘」，頭髮也能在一定程度上反映出肝臟狀況。常掉頭髮、出油的女性應對肝臟做一些調護。泡腳能通過調理肝經來調理臟腑功能，去除多餘垃圾，提升體質。頭髮和臉部出油就是肝臟太濕，肝臟中的垃圾太多所致，泡腳能清肝利濕，連續泡上一段時間，頭髮和臉自然就不會出油了。

在水中添加些鹽、醋或中藥材，比如五味子、香附、夜交藤、鬱金、石菖蒲、百合等，能暢通全身血脈，有益健康。最好在晚上十點泡腳，離睡眠時間很近，泡腳後立即睡覺，利於子時肝經排毒。

一年四季泡腳對身體大有益處，每天堅持不但能排毒瀉濕火，還有助於五臟六腑養護，讓身體更健康，更美麗。

茵陳蒿湯，清熱利濕退黃疸

茵陳蒿湯，中醫方劑名，出自名醫張仲景的《傷寒論》，由茵陳、梔子、大黃組成，為治療濕熱黃疸的常用方。

有次一對夫婦來看病，我問他們誰不舒服，丈夫還沒開口，妻子就指著丈夫說：「他！」丈夫一臉委屈地說：「大夫，我沒有不舒服……」原來丈夫並未覺得不舒服，食欲也不錯，妻子卻總覺得丈夫膚色發黃，眼睛也有些發黃，懷疑他得了什麼病，連拉帶拖把丈夫帶到診所。

我進行了一番檢查，發現來者的舌苔黃膩、脈沉數，確定脾胃和肝膽濕熱較嚴重。我問他是否有大便祕結、小便短赤的症狀，他驚訝地點點頭，我告訴他：「你這不是沒病，而是患上黃疸了，不過沒關係，喝幾副茵陳湯就沒事了。」

茵陳湯的除濕熱功能非常好，此方中的茵陳味苦，性微寒，歸脾經、胃經、肝經和膽經，為清熱利濕、退黃的名方，臨床應用廣泛，效果也不錯。梔子能護肝利膽，為治療黃疸的常用藥材；大黃以瀉著稱，能涼血瀉火，有清熱利濕、解積散滯、去瘀解毒等功效，三藥聯合應用，即可有效清除體內的濕熱。

這三種藥材除了煎湯，還可以添加到粥內，效果非常好。喜歡喝茶的人可以用來泡茶，每天取茵陳十八克、梔子九克、大黃六克，一同放到茶壺或保溫杯內，倒入適量沸水悶十五分鐘，取其汁液代替茶飲用，可多次續水，至口味變淡。

不過要注意，茵陳蒿湯均由味寒中藥構成，孕期女性要慎用，最好在醫生指導下用藥。而濕熱重的人不適合此方。

濕熱黃疸有濕重於熱和熱重於濕的區別。濕重於熱者，在此方劑的基礎上添加茯苓、澤瀉、豬苓等利水滲濕藥材。熱重於濕者，可在醫生指導下添加黃柏、龍膽草等清熱祛濕藥材。伴隨脅痛者，在此方基礎上添加柴胡、川楝子等疏肝理氣藥材。

龍膽瀉肝湯，清利肝經濕熱

當濕熱蘊結在肝膽，就會表現出脅肋脹痛灼熱，腹脹厭食，口苦泛惡，小便短赤或黃，大便不調，或身目發黃等症，此時常用的方劑是龍膽瀉肝湯。

龍膽瀉肝湯是清熱劑，可清臟腑熱，清瀉肝膽實火，清利肝經濕熱。主治肝膽實火上炎證，頭痛目赤，脅痛，口苦，耳聾，耳腫，舌紅苔黃，脈弦細有力。肝經濕熱下注證，陰腫，陰癢，筋痿，陰汗，小便淋濁，或婦女帶下黃臭等，舌紅苔黃膩，脈弦數有力。臨床上經常用此方治療陰虛而不甚、陽亢而不烈的高血症和滴蟲性陰道炎、陰癢、帶下等證。

我曾接診過一位全身泛發型濕疹的高中生，他因為濕疹兩個月沒有去學校，這對高三生來說打擊很大，家長告訴我過去兩個月，孩子一直在治療仍不見好轉，後經人介紹找到我，希望能用中醫幫孩子解決病痛。

我見患者身上以泛發性紅黃色丘疹滲出為主，抓痕隨處可見，舌質紅，舌苔黃白黏膩，脈滑有力，整體表現出濕熱盛。出現疾病的根本病因在肝經，我推薦龍膽瀉肝湯原方三劑，囑咐患者回去後按方服藥。

方劑構成及用法：龍膽草（酒炒）、生甘草、木通、柴胡各六克，黃芩（酒炒）、山梔子（酒炒）、車前子、生地黃（酒炒）各九克、澤瀉十二克、當歸（酒炒）三克。

此方中的龍膽草大苦大寒，可清利肝膽實火，還可清利肝經濕熱，是君藥。黃芩、梔子苦寒瀉火，燥濕清熱，是臣藥。澤瀉、木通、車前子滲濕瀉熱，導熱下行。實火所傷，損傷陰血，用當歸和生地養血滋陰，邪去卻不傷陰血，同是佐藥。柴胡舒暢肝經之氣，引諸藥歸肝經。甘草能調和藥性，同為佐使藥。

連服三劑後，患者的濕疹和瘙癢都緩解了，共服藥十三劑之後，患者痊癒。此方中的藥物多苦寒，容易傷脾胃，不適合脾胃虛寒和陰虛陽亢之證的患者。

加味菊花茶，平肝降火除油膩

一到夏天，很多人的肌膚就會油膩膩的，尤其是臉上。早上還好一些，等到晚上下班時，用手一摸都是油，一照鏡子滿面油光，這可如何是好？

中醫的角度，皮膚油膩主要是肝經濕熱導致的，加味菊花茶可清除肝經內的濕熱，常喝加味菊花茶不僅能去除皮膚油膩，還可使女性朋友擁有美麗容顏。

前段時間，有個衣著時尚、身材臉型姣好的女孩來看病，女孩告訴我她的皮膚一直出油，尤其T字部位更嚴重。她從事電子產品銷售，每天上班都要化妝，但是過不了多久就會出油不得不補妝，每天都覺得好麻煩。經過診斷，我斷定女孩的臉出油，和肝經濕熱有很大關係，於是囑咐她每天泡些加味菊花茶喝，清除肝經濕熱後，臉自然不會再油膩。

「加味菊花茶」具體做法

❶ 取菊花五至十克、綠茶三克、冰糖或蜂蜜適量。

❷ 將菊花、綠茶放到乾淨的茶壺內，倒入適量沸水，蓋蓋悶五至十分鐘，最後調入適量冰糖或蜂蜜即可。

❸ 每天服一劑，代替茶飲用，可以續水至味淡。

菊花有滋陰清熱、平肝降火、散風解毒等功效，能清除壓力過大而致的火氣，還能在一定程度上防治痘痘，養眼明目，美白肌膚等。綠茶能促進消化，防輻射，還能防癌，降血脂，減肥等。可以清熱化痰，去除油膩，收斂肌膚。綠茶性寒，歸肝經、脾經、肺經和腎經，是清肝經濕熱，美容保健的佳品。

還可將菊花和綠茶放入鍋中，和精米一起熬粥，成粥後加入適量白糖和冰糖調味。但是要注意，貧血者和經期中的女性不適合服用。因為綠茶、菊花均性寒，會讓貧血者的體質更差，或影響正常行經。而且綠茶含鞣酸，能和食物裡的鐵分子結合形成沉澱，不利於人體吸收鐵分子，增加體內鐵的流失。茶內的鹼類物質會讓人變得神經興奮，加重頭痛、腰酸、痛經等經期症狀。

洗臉時可以先將菊花和綠茶一同煎汁，晾涼後用其洗臉，每天洗一至三次，臉上愛出油的地方要著重洗，並適當按摩兩分鐘左右，能有效清除面部油膩。

玫瑰柴果茶，退熱疏肝平肋痛

肋痛是一種中醫病名，是指一側或兩側脅肋疼痛為主要病症，為臨床上較常見的自覺症狀。一般人看來肋痛並不是大毛病，所以不會去看醫生。從中醫的角度，肝經濕熱為導致肋痛的原因之一，治療時應注意清除濕熱、疏通經絡。

前段時間有位患者告訴我她經常岔氣，特別是情緒不好時。岔氣就是指兩肋發痛。我做了簡單檢查，發現她臉上不僅有色斑還泛油光，我問她是不是有什麼不開心的事，她無奈地點點頭又搖了搖頭，我笑了笑沒有說話，只是告訴她，她的肋痛和體內濕熱及情緒波動有很大關係。

當一個人過度思慮，身體氣機會變得緩慢，肝主疏泄之功就會受影響，若肝鬱氣滯，時間久了就會化火，特別是身體中有水濕內滯的人，很容易導致肝經濕熱，使得肝經循行的兩肋疼痛。

人一生中不如意者十之八九，自我調節情緒成了很重要的事情，不懂得調節情緒，人生不是很痛苦嗎？心情長時間不好，健康又怎能有保障？不管遇到什麼不開心都應保持良好情緒，否則會肝鬱成疾，損害身體。

除了調節情緒，還可以通過適當藥食調理身體，特別是有上述女士表現出的症狀時，一定要及時就醫。我給那位女士開了以柴胡、川芎、鬱金、木香、枳殼、白芷、地龍、甘草等為主藥的方劑，同時囑咐她回去後儘量保持平靜，對於康復大有益處。

當她再來複診時，岔氣症狀已經消失，於是我囑咐她停止服用藥方，改服食療方「玫瑰柴果茶」。

「玫瑰柴果茶」具體做法

❶乾品玫瑰花五至十朵、柴胡五克、蘋果半個。

❷將乾品玫瑰花、柴胡放到乾淨的大茶杯內，倒入適量沸水沖泡。蘋果洗淨切片，放到茶杯內，蓋好杯蓋，靜置三至五分鐘後即可飲用。

❸每天一劑，喝茶、吃蘋果，最好當天吃完，連續吃上一到兩個星期。

此方中的玫瑰花芳香氣濃，有理氣活血、疏肝解鬱、和胃止痛之功，適用於肝胃濕熱導致的肝氣胃痛，胸脅、脘腹脹痛，噯氣不舒等症。柴胡有退熱疏肝、解鬱鎮痛之功，且能升散燥濕。經常用來治療肝鬱氣滯、胸脅脹痛。蘋果營養豐富，蘋果性平，味甘、酸，有清熱止渴、安神除煩之功。蘋果中富含鉀，有利尿、排毒之功，由此可見，蘋果不僅能清熱除濕，還可以生津補益。

將玫瑰花、柴胡和蘋果搭配在一起，不僅能清除體內或肝經中的濕熱，還可疏肝解鬱，除邪止痛，因此能治療濕熱肋痛。有時間也可以用上述茶材熬粥。

「玫瑰柴果粥」具體做法

❶取乾品玫瑰花五至十朵、柴胡五克、蘋果半個、大米一百克。

❷將乾品玫瑰花、柴胡放到乾淨的鍋內，和淘洗乾淨的一百克大米一同熬煮，至粥將成時放入洗淨切片的蘋果，再熬三分鐘即可。

不過，導致肋痛的原因很多，若肝鬱並未有濕，不宜用上述食療方調治。使用此方時首先要辨別身體是否為濕熱導致。真陰虧損、肝陽上亢、口舌糜爛者亂用此方可能會導致血壓下降、心率減慢等不良反應。高血糖、糖尿病患者也不能服用此食療方。

玫瑰疏肝茶，柔肝醒脾平肋痛

去年夏天，有位四十出頭的女士來看病，她說自己從兩年前開始兩肋不時隱痛，身乏體重，眼球昏黃。聽完她的敘述，我初步診斷她是肝鬱，因為兩肋痛多和肝膽瘀滯有關。

那位患者說自己非常情緒化，經常發怒，隨著更年期臨近，就更加不穩定。我看了看她的舌頭，舌質暗，舌苔黃。把了把脈，尺脈浮數，說明肝有濕熱，我斷定她的症狀應通過疏肝利膽、清濕熱的方法治療。我開了幾劑除濕熱的方劑，連續服用五劑後，兩肋痛的症狀緩解，之後我在原方上進行加減，她繼續服用一個星期後症狀基本痊癒，我推薦她飲用玫瑰疏肝茶。

「玫瑰疏肝茶」具體作法

❶ 玫瑰花、佛手瓜各五克，一起放到瓷杯或玻璃杯內倒入適量沸水，浸泡約十分鐘即可。
❷ 每天一劑，隨喝隨泡。

玫瑰花是珍貴藥材，有調和肝脾、理氣和胃之功，玫瑰花氣味芳香，既能疏肝理氣又能解鬱、活血散瘀、調經，有柔肝醒脾、行氣活血之功，適合肝胃不和引發的脅痛脘悶、胃脘脹痛、月經不調、經前乳房脹痛等症。玫瑰花還能在一定程度上治療面部黃褐斑，適合中年女性飲用，是養顏、消炎佳品。

佛手瓜味辛、苦、酸，性溫，有特殊香氣，能和中理氣、消痰利膈，治療胃痛脹滿、痰飲咳嗽、嘔吐少食等症。佛手瓜既能助玫瑰花之力，又能行氣導滯、調和脾胃，二者一同泡茶，即可達到解鬱、寬中理氣的目的。

在中醫看來，女子以肝為本，只有護好肝臟，才能確保血液充足，美容養顏。即使沒有出現肝臟濕熱，也可以泡上一杯玫瑰花茶舒緩身心，抵禦濕熱，擁有健康。

加味蘆薈粥，清除肝熱縮毛孔

人隨著年齡增大，毛孔粗大會更明顯。現在人們重視肌膚狀況，選擇各式化妝品為肌膚「遮瑕」，但很多人卸妝前後卻判若兩「皮」。

中醫認為，肝臟濕熱為毛孔粗大的重要原因之一。蘆薈味苦，性寒，能歸肝經，清除肝熱，還能通便、殺蟲、解毒。我經常推薦毛孔粗大的朋友加味蘆薈粥。從醫學的角度，毛孔粗大與身體中的組織有關，因此收縮毛孔時不要忘記內在調理。

毛孔粗大主要為油脂分泌太過導致的，皮脂之所以分泌過旺，是由於體內濕熱過重。肝臟為分解、代謝油脂之處，若肝臟濕熱，油脂就會隨濕熱之氣一同上行到頭面，經皮膚毛孔分泌出來。如此，面部不僅容易出油，毛孔也會由於長期處在張開的狀態而變得粗大。

隨著年齡增長，皮膚中的水分會減少，角質會增多，皮膚的彈性逐漸喪失，毛囊周圍失去支援結構，導致毛孔粗大。可不管毛孔粗大是哪種原因導致的，都可以通過內養方式收縮。而內養的最佳選擇就是加味蘆薈粥。

「加味蘆薈粥」具體做法

❶取蘆薈、酒釀各三十克、檸檬汁二十毫升、大米二十克。

❷大米洗淨後放入鍋中，倒入五百毫升清水，大火燒沸後轉成小火熬煮。蘆薈洗淨切薄片。粥熬煮二十分鐘時放入蘆薈和酒釀，繼續煮十分鐘，最後調入檸檬汁即可。

❸每天吃一劑，一次或分數次吃完。

蘆薈味苦，性寒，能歸肝經、心經和脾經，可以清肝熱、通便、殺蟲解毒，用它平肝清熱，能提升肝臟分解、代謝油脂的功效。蘆薈還能軟化角質、收斂皮膚和保濕、消炎、美白等，不管是內服外用，都能在一定程度上收縮毛孔、嫩白肌膚。

檸檬為美容佳品，味酸，可以入肝養肝，提升肝的藏血功能，讓肝臟的解毒功能正常發揮，檸檬汁不管是內服外用，都能清潔毛孔，平滑、光亮肌膚等。

酒釀又叫酒糟，營養豐富，含少量酒精，能促進人體血液循環，起到藥引子的作用，而且它還益氣生津，調養臟腑，利水消腫，特別是可以促進肝功能正常發揮，進而收縮毛孔，細緻、滋潤肌膚。

如果覺得熬粥麻煩，可以取二十克乾蘆薈、三十克酒釀放到杯內，倒入五百至八百毫升沸水，蓋蓋悶五至十分鐘後，調入二十毫升檸檬汁即可。

蘆薈雖對人體大有益處，但不能亂用。健康成年人每天服三公分長、四公分寬的蘆薈葉肉一塊為宜，老年人要酌情減量，妊娠期和經期的女性應當忌用蘆薈。

女性可以取新鮮蘆薈，搗爛後和少量酒釀、檸檬汁調和均勻，潔面後敷在面部十五至二十分鐘再用清水洗淨，每星期一至三次，能軟化角質，收縮毛孔，潔淨肌膚。

菊花延齡膏，清除濕熱駐容顏

菊花延齡膏出自《慈禧光緒醫方選議》，有疏風泄熱、清肝明目、解毒消腫、滋補等功效，可以清除肝膽和肺胃之濕熱，進而抗衰老、駐容顏。

菊花延齡膏有防衰美容之功，它在古代是慈禧太后最喜歡、最常用的藥膳之一，用於防衰美顏。慈禧老年之際，更是經常服食此藥膳。書中記載此方主要用於脈弦數、肝經有火、脾胃蓄熱、氣道不暢、目脾艱澀等症。不難看出菊花延齡膏能清熱平肝、除肝膽和肺胃濕熱。

「菊花延齡膏」具體做法

❶菊花洗淨放入砂鍋，倒入一千毫升清水，大火燒沸後轉小火繼續熬煮，至其熬成濃汁後過濾掉其中的渣，再拌入蜂蜜，攪拌成膏，晾涼後裝到帶蓋的容器內。

❷每次取十克用溫開水沖服，每天服二到四次。

此方中發揮重要功效的就是菊花。菊花味辛疏散，體輕達表，氣清上浮，微寒清熱，可疏散肺經風熱，不過發散表邪之力不強。經常用其治療風熱感冒，溫病初起，溫邪犯肺，發熱、頭痛、咳嗽等症，經常和性能功用相似的桑葉同用。而且經常和連翹、薄荷、桔梗等配伍，常見方劑：桑菊飲。

菊花性寒，入肝經，能清肝熱、平肝陽，經常用其治療肝陽上亢，頭暈目眩，和石決明、珍珠母、白芍等平肝潛陽藥同用。如果肝火上攻導致眩暈、頭痛、肝經熱盛、熱極動風等，可以和羚羊角、鉤藤、桑葉等有清肝熱、熄肝風作用的藥物同用，常見方劑：羚角鉤藤湯。

菊花辛散苦泄，味寒清熱，入肝經，可疏散肝經風熱，還可清瀉肝熱以明目，因此能用治療肝經風熱，或肝火上攻導致的目赤腫痛。治療前者常和蟬蛻、木賊、白僵蠶等有疏散風熱、明目之功的藥物配伍；治療後者經常和石決明、決明子、夏枯草等有清肝明目之功的藥物配伍。如果肝腎精血不足，目失所養，視物昏花模糊，經常和杞子、熟地黃、山茱萸等有滋補肝腎、益陰明目作用的藥物配伍，常見方劑：杞菊地黃丸。

菊花味苦性寒，有清熱解毒之功，能用來治療瘡癰腫毒，經常和金銀花、生甘草共同應用，常見方劑：甘菊湯。

還可以採下菊花晾乾，塞到枕頭裡，菊花枕促進睡眠，還可讓人醒後備覺頭腦清醒。菊花還能泡茶，取十克菊花放到乾淨的茶杯內，倒入適量沸水沖泡，悶五分鐘，至水變溫後調入十到二十毫升的蜂蜜就可以了。

提醒，菊花雖好卻不適合脾胃虛寒、貧血的人服用，會加重虛寒症狀，導致脾胃功能下降，讓貧血的人體質更差。對女性來說，還可能誘發行經不順。

夏枯草膏，清瀉肝火散鬱結

夏枯草膏是一種以夏枯草為主藥製成的膏劑，有清火，散結，消腫之功。適用於火熱內蘊導致的頭痛、眩暈、瘰鬁、癭瘤、乳癰腫痛；甲狀腺腫大、淋巴結核、乳腺增生病等證候。

前段時間有個二十歲的女孩來看病，她告訴我自己的淋巴結經常疼痛，特別是熬夜勞累或上火時，疼痛就會找上門。因為此病她沒少打針吃藥，可病情仍然反反覆覆。這次疼痛又找上她，她希望能通過中藥緩解。我開了幾瓶夏枯草膏，服完一瓶後，疼痛、腫塊就消了很多。連續服了三瓶，她的脖子就恢復到之前的健康狀態。

從中醫的角度，夏枯草膏味苦、辛，入肝經和膽經，有清瀉肝火、解鬱散結、明目止痛、消腫利尿等功效，能緩解上火導致的淋巴結腫痛。除了服用夏枯草膏之外，還可以取乾夏枯草二十至三十克泡茶，喜歡甜味的朋友可以調些蜂蜜，功效更佳。

夏枯草與菊花、決明子配伍，能治療眼睛紅腫疼痛。夏枯草與石決明、鉤藤等配伍，能治療頭暈、頭痛。夏枯草與玄參、貝母、牡蠣等配伍時，能治療淋巴腫痛、乳房紅腫疼痛、乳腺炎等症。

不過提醒大家，用鍋煮夏枯草時不能用鐵製品，防止破壞其藥效。孕婦、感冒患者、身體虛弱者均不宜服夏枯草。服藥期間忌食辛辣油膩食物。若服藥後出現丘疹等過敏反應，應當立即就診或就醫。

三花酒，疏肝解鬱去黃斑

對於愛美的女性，臉上出現任何瑕疵都是「致命的」，黃褐斑就更不用說了，很多中年女性的面部出現黃褐斑，這種斑用普通藥膏無法根治，有些雖然見效，但收效甚微。

實際上，即使是色斑這種外在狀況，也和內部組織的毛病有很大關係，僅採取外治的方法，色斑還會再度長出，只有內外兼調才是根治之理。

有位女孩問我有沒有什麼方法能去除色斑。經過一番診斷，我斷定女孩是濕熱體質，她的黃褐斑和濕熱有很大關係。黃褐斑還有個名字叫「肝斑」，從中醫的角度說，面部色斑主要為肝氣鬱結、體內氣機和面部血液循環不暢、色素長時間沉澱導致。

她的黃褐斑應從清熱除濕、疏肝解鬱、活血化瘀等方面著手治療，思考了一會兒，我推薦三花酒給她，內服同時外用。

「三花酒」具體做法

❶乾品紅花、桃花、白梅花各二十克，白酒四百毫升。

❷取一個乾淨帶蓋的玻璃杯。先將紅花、桃花、白梅花一同放入玻璃杯內，倒入白酒，蓋蓋密封，靜置一星期後即可飲用。

❸每天喝一到兩次，每次三十到五十毫升。

我囑咐女孩回去後如法炮製，每天早晚飲用的同時取少量放在掌心，塗在面部長黃褐斑的地方，輕輕按摩三到五分鐘。

紅花有活血散瘀的作用，紅花味辛，性溫，能入心經和肝經，解鬱開結、通經，讓患者全身氣血通調，消除黃褐斑。桃花有非常好的利尿通便之功，能排出體內，特別是腸道內的濕熱之氣，且有活血化瘀之功，人們一直視其為祛斑美容佳品。

白梅花香味濃郁，性平，味酸澀，入肝胃肺三經，既能疏肝理氣，又能調理脾胃，還可促進肝陽生發，排除體內濕熱，解鬱散結。白酒能促進全身氣血循環，引領花裡的各種營養物質迅速到達全身，充分發揮功效。

有的女性可能滴酒不沾，也受不了酒的辛辣刺喉，怎麼辦？其實除了可以將其製成三花酒，還可以直接取乾品紅花、桃花、白梅花各三克，放到乾淨的茶杯內倒入六百毫升沸水，悶三分鐘後頻繁飲用，可以調入少許白糖或蜂蜜。

但是注意一點，不管是三花酒還是三花茶，其活血散瘀之功都是比較強的，雖然能改善肝氣鬱結、血瘀導致的黃褐斑，但並不適合血虛患者服用。經期、孕期的女性也不能用此方，防止大出血、流產等嚴重後果。

第8章

打通肝膽經，養肝很輕鬆

頭暈是氣血虛，可常按這些穴位

曾與一個好朋友參加酒會，正在我左右環顧時，朋友攙扶一位女士走了過來，「這位張小姐是我的好朋友，今天特意趕回來參加的，不知怎麼了覺得頭暈。你快看看吧。」我讓她仰靠在沙發上，發現她的臉色泛紅，脈搏很弱，而且舌苔非常黃，典型的肝陰不足。我覺得這位小姐應該是個完美主義者。仔細詢問，果不其然，她說自己做事總希望做到最好，不讓自己有任何缺點，如果覺得不滿意就會心煩氣躁，經常惶恐不安。很多朋友都說她過於執著、固執，要求完美。說到這，我基本知道是什麼原因了。

中醫說「諸病於內，必形於外」。頭痛是表面現象，真正的原因其實是在臟腑中。傷到哪了呢？這個器官就是肝。頭痛與肝有很大的關係，就連因高血壓頭暈的病症也是由肝入手治療。女性較容易缺血，本來在經期、孕期、產期都會虛損大量的血，加上脾氣暴躁，給自己很大壓力，氣血無法滋養肝臟，就會出現頭暈的症狀。

我們將這位女士扶到僻靜人少的地方，按照次序按摩百會、風池、太陽、太沖和陽陵泉穴這幾個穴位。

・**百會穴**位於頭頂部，沿兩耳向上，在頭頂正中的焦點位置，這個穴位是陽氣聚集之所。按摩百會穴可以提升陽氣，清熱開竅。頭痛有很多的外因，比如風寒外襲、風熱犯上、肝陽上亢、氣血虧虛、痰濁蔽阻、瘀血等。最普遍的原因就是肝陽上亢，這是治療肝病重中之重。

・**太陽穴**可以說是生命要穴，很多人都會下意識按摩這個穴位緩解頭疼。這個穴位在外眼角向額頭延伸的位置，頭疼時會按揉此處，就是太陽穴。

・**風池**是陽氣生發的穴位，能促進氣血運行，此穴位於膽經上，處於腦後，在枕骨之下，耳後髮際下凹窩中，與耳垂齊平。《靈樞—熱病篇》中說：「風為陽邪，其性輕揚，頭頂之上，唯風可到……主中風偏枯，少陽頭痛，乃風邪蓄積之所，故名風池。」肝膽互為表裡，肝血虧陰虛，

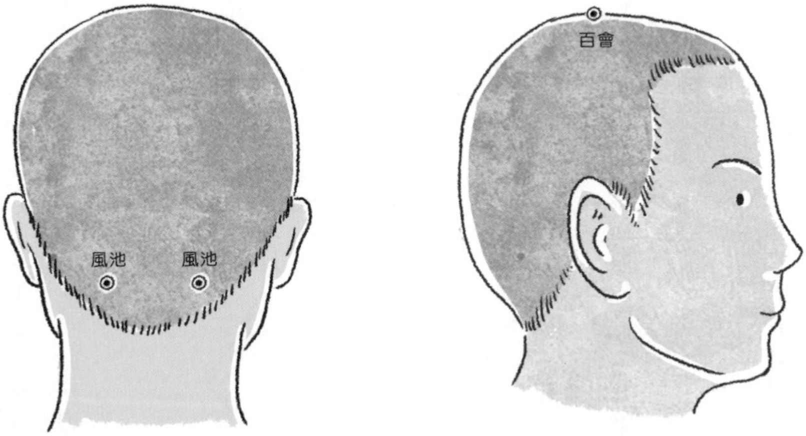

水不潤肝的時候，肝火就會上亢，氣火上湧導致頭暈。而風池穴的主要功能就是驅散風邪，按摩就會起到降肝火的作用。風池穴與太陽穴的配合是最佳的，一起按摩可以提神醒腦。

- **太沖穴**（見P.32圖）就是在肝經的穴位，是肝經的原穴，凡是與肝有關的疾病，治療時就必須按摩太沖穴。太沖穴在第一、第二蹠骨結合部之前凹陷處，也就是從大腳趾和二腳趾的中間往腳背按揉，會揉到一個柔軟處就是太沖穴。
- **陽陵泉穴**則是筋氣會聚的穴位，按摩它可以提陽潤脾，降泄肝膽之火。這幾個穴位配合按揉，去肝火，滋陰提陽，是緩解肝陽上亢而頭暈的最好方法。

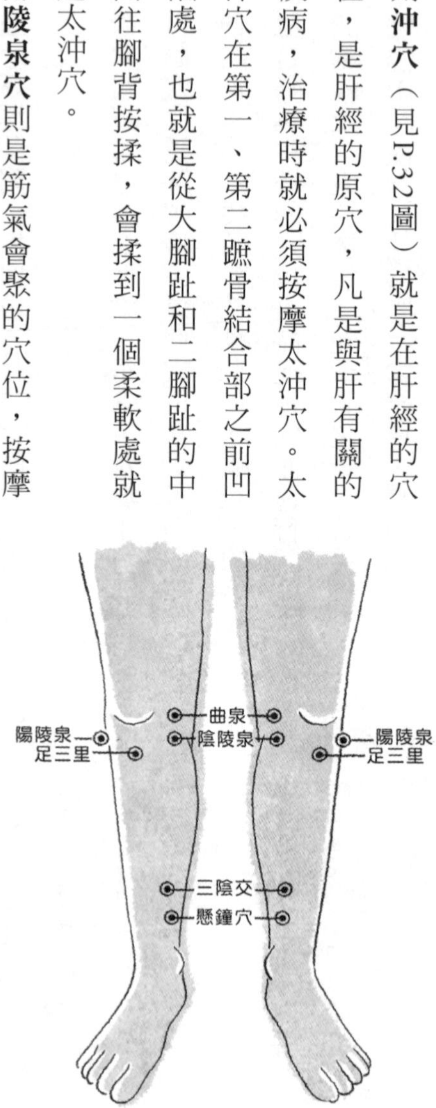

我為這位女士按揉這幾個穴位，她馬上有了精神，急忙向我請教。她多年受頭痛

的苦楚，一兩個月就會發作一次，每次都是用睡眠緩解。因為這個病她非常苦惱。身邊很多女性朋友可能都有這樣的症狀，但都沒有在意。我看著這位商界女強人，她的性格中執著成分過大，不能緩解情緒，就是一種精神折磨，如果長期處於這種狀態，也會對身體造成很大傷害，所以一定要保持心態平和，及時補充虧虛的氣血。

養肝要穴—大敦穴

大敦穴（見P.32圖）為肝經上的第一個穴位。取穴時可採取正坐或仰臥姿勢，大敦穴位於大拇趾（第二趾一側）甲根邊緣兩公釐處。大敦穴也是肝經之井穴，即為經氣彙聚之處。指壓此眩、腹痛、肌肋痛、冷感症。此外，能使頭腦清。該穴也被稱作鎮靜、恢復神智之晰、眼睛明亮的要穴。

大敦穴是木經木穴，有疏肝理氣之功，能治療氣郁不舒導致的婦科疾病，如閉經、痛經、崩漏等。並且還能治療陽痿、尿頻、尿失禁等症。

我們生悶氣、心情不暢時可用大拇指按摩大敦穴，此時按摩能感到酸、脹、痛。每次按摩三到五分鐘，先左後右。艾灸此穴效果會更好。

此外，很多人應該有過這樣的經歷，一天到晚忙工作，身心疲憊，躺在床上不能入睡，清晨起床時身體疲倦，沒有精神。上述症狀很容易出現在三十到四十歲的中年人中，如果持續這種狀態，會對身體和精神產生巨大危害。這時可以按摩大敦穴，治療昏睡，讓人頓覺神清氣爽。按壓時間為七至八秒，之後慢慢吐氣，每天睡前重複十次左右，等到第二天起床時就能看到效果，如果起得比較晚，也可以在床上按壓。此外，大敦穴還有很多養生保健之功，如治療疝氣、火氣旺盛時均可按揉。

肝脾腎同補，就找三陰交

人體經絡為運行氣血，聯繫臟腑、體表、全身各處的通道，為人體功能的調控系統。

三陰交穴（見P.208圖）為經絡連結的樞紐，人體的十二正經之中，有三條正經會經過三陰交穴，它的健康狀況直接影響這三條正經的健康狀況。

我們的足底有三條陽經、三條陰經，本來這些經脈處於平行狀態，三條陰經指**足太陰脾經**、**足少陰腎經**、**足厥陰肝經**。從中醫的角度，脾統血，肝藏血，行氣，腎藏精，三陰交穴雖屬脾經，但是由於與另外兩條經脈之間有密切聯繫，因此，經常按揉三陰交穴能健脾益血、調肝補腎，此外還可安神、促進睡眠。

三陰交穴很容易找到，位於小腿內側，足內踝尖上三寸，脛骨內側後方。取穴時採取正坐姿勢，將除大拇指外的其餘四指併攏，小指下緣靠近內踝尖，食指上緣所在水平線和脛骨後緣交點處。

人體五臟六腑相互聯繫，一旦某一臟腑出現問題，其他臟腑就會受影響，因此中醫認為養生、治病要從整體入手，千萬不可頭痛醫頭，腳痛醫腳。

肝、腎、脾之間關係密切，腎藏精、肝藏血，精與血之間相互化生、相互轉化，因此，自古以來就有「肝腎同源」、「精血同源」之說。血的化生要依賴精氣氣化，腎經充沛也要靠肝血滋養。想養好腎，一定要重視保養肝臟。

腎為先天之本，脾為後天之本，腎與脾是先後天互相滋養的關係，腎藏精，要依靠脾胃化生之水穀精微來補充、濡養。脾胃化生水穀精微的功能要依靠腎中元氣之激發、推動，因此養腎同時必須養脾胃。

最簡單的方法是刺激三陰交穴。三陰交穴為脾經之井穴，脾最重要的功能就是將體內的水濕濁毒運化到體外。每天中午十一點，脾經當令，此時按揉左右腿上的三陰交穴各二十分鐘，能將濕氣、濁氣排出。皮膚出現濕疹、蕁麻疹、過敏等疾病的主要誘因就是體內濕氣、濁氣的擾亂，此時按揉三陰交穴就能將濕氣、濁氣趕走，讓肌膚變得光潔細膩。

人體的任脈、督脈、沖脈之經氣同起於胞宮，每天傍晚五點到七點，腎經當令，此時按揉兩腿的三陰交穴各十五分鐘，可促進任脈、督脈、沖脈暢通。晚上九點到十一點，三焦經當令，按揉兩腿的三陰交穴各十五分鐘，有祛斑、祛痘之功。三焦為人體氣血運行之通道，想要讓各個器官、經絡得到氣血滋潤，三焦的暢通是必不可少的。

按摩方法見效的速度相對較慢，因此，要每天抽出時間按摩才能獲得最佳療效。

按摩背部穴位，化解「梅核氣」

不久前一位遠房大哥來看我，我下班回到家發現大哥臉色難看，手不停使勁揉捏喉嚨口，便猜測他的身體出現了問題。

大哥見我回來，立即起身迎接，聊了幾句才知道，原來前段日子他不知道怎麼回事，感覺自己的喉嚨裡好像有東西，耳鼻喉科也去看了，還做了鼻腔鏡、頸部超音波等檢查，結果一切正常，但就是非常不舒服。用他的話說，喉嚨裡好像夾著一個桃核，一低頭就難受得不行。

聽完大哥描述，發現他得的是中醫傳統疾病，「梅核氣」。這種病一般是因為生了很大的氣，才會出現症狀。正是因為得病的人會感覺喉嚨裡有像梅核的東西堵著，所以有此稱呼。

假如一個人生氣了，情緒不好，導致肝經的氣循環不暢，淤滯了肝經，不能順利通過咽喉，因此，肝氣就會在咽喉部分淤滯成一團，就像一個無形的「核」一樣。患者為了緩解難受症狀，就會習慣性揉捏喉嚨。

大哥聽完我的分析頻頻點頭，我才知道原來前段時間，老人家與媳婦因為孫子的教育發生爭執，幾天心情都不好。再加上積累的事情，心情非常壓抑，不知不覺就覺得不舒服。

我也不便多說什麼，讓老人坐下來，按摩他背後的風池、風府、天柱三穴，每穴按三分鐘。按摩完後，又在後頸部、兩側肩井穴（見P.219圖）處各按摩五分鐘。隨後讓老人俯臥，用拇指指腹輕輕按揉肝俞、膽俞、膈俞、脾俞、胃俞等穴三分鐘。又再用大魚際在這幾個俞穴及大椎穴上擦了幾分鐘，一直到這幾個穴位發紅發熱。按摩結束後，讓老人吞咽唾液，老人當時就感覺症狀減輕了好多。

背後的俞穴和督脈上的穴位，對於提升老人因缺少運動而沉降的陽氣，促進氣血循環，緩解病症有很好的效果。

要說這治療原理，也極其簡單。風池、風府、大椎穴都是督脈上的大穴，督脈是陽脈之海，刺激這幾個穴位，對於提升陽氣，護佑健康是很重要的。而背俞穴則是足太陽膀胱經的穴位，也具有通陽解鬱的功效，尤其是肝俞和脾俞，直接與情緒緊密相連，最能化鬱解煩。這些穴位結合可以調節氣機，生發老人因為氣血不足、缺少運動

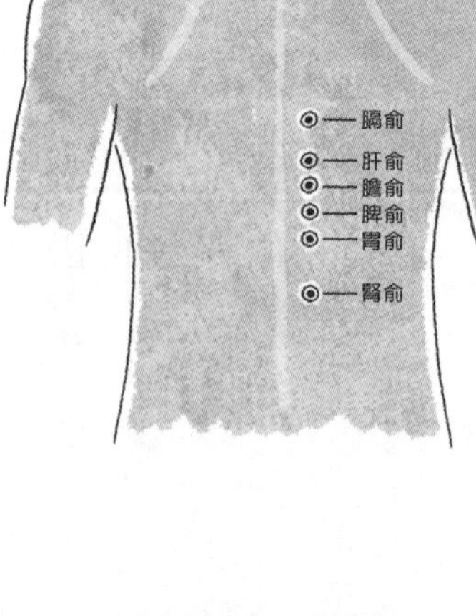

而沉降的陽氣。陽氣一旦生發，便可調動氣血循環，解除病障。

我一一示範按摩方法，老人家學得很認真，可老太太在一邊欲語還休，可能擔心回到家裡不能遵照執行。我想起以前一位老師傅教給我的一個方子，便寫給了老人，讓他自己在家裡做，成本也不高。

具體做法

❶將約一千克的水芹菜洗淨搗爛取汁，加少量蜂蜜用文火煎成黏稠狀，密封放冰箱。

❷每天取一茶匙用溫開水沖服，這樣也能消除梅核氣。

足少陽膽經：調理氣血，提升陽氣

假如一定要幫膽加上一種特性和作風，最恰當的就是「中正」二字。它富有決斷力，是人體正陽氣的生發之地，它不偏不倚，秉性正直，一個人只要膽氣十足，任何邪風惡疾，即使打了照面也會避開你。

生活中，當一個人做事雷厲風行，別人不敢做的他卻迎難而上時，我們會說這個人膽子很大，很有膽識。沒錯，膽識對於一個人能不能成功是重要的因素。但你知道嗎？一句「膽子大」卻隱晦的包含一個中醫理論：當一個人膽氣壯，膽健康時，說話都鏗鏘有力，更不要說行動坐臥間給人精力旺盛，頭腦清晰的感覺了。

人體的諸多經絡中，膽經在身體內主的是決斷，對調理情志有重要的作用。《素問‧靈蘭秘典論》說：「膽者，中正之官，決斷出焉。」什麼意思呢？意思是，肝臟相當臟器裡的將軍，由於將軍是個武將，為了保證將軍行為正確，就需要一個軍師出謀劃策，成為將軍的有力助手，而這個角色就是膽。要說膽的性格，可謂剛毅果敢，正直不阿，因此可以把它看作「中正」之官，我們人對事物的判斷決策，追根逐源都是從膽發出來的。

有句成語說到兩個人感情很好，相互照應，烘托不分你我的真誠，這個詞就是「肝膽相照」。由此看來，肝和膽從人體成型起，早已結下不解之緣。因此，膽氣充盈的人，做起事來自然果斷，五臟六腑的氣血功能也就能發揮正常，精力充沛，身體自然健康。

為什麼膽有這麼大的威力呢？答案很簡單，膽最重要的功能就是排毒代謝，當一個人的代謝功能好了，無毒一身輕，健康狀態自然好。因此從另一個角度來說，膽還肩負淨化身體的使命，等於我們意識中理解的淨化器。這個淨化器要想運轉好，就需要一定的推動力，假如沒有推動力，運行很容易出現問題。膽的推動力是什麼？答案只有一個，「陽氣」。

《黃帝內經》講道：「凡十一臟取決於膽。」也就是說，人體的十一臟都是依賴膽氣相和的。只有發揮膽經的正常功能，其他臟腑才能處於正常狀態。《易經》中有這樣的論述，膽為陽木，肝為陰木，起著萌發陽中之少陽的作用。膽經中初生的陽氣，是維持人體生命活動不可缺少的正能量。它決定了其他十一臟功能的發揮。所以，保持人體膽氣充盈是非常重要的。因此，膽經絕對是人體諸條經中很火的一條經脈，也是必須細心保養的生命動力命脈。

我們會看到一些年輕人，因為熬夜、上火或生理時鐘紊亂，明明很年輕，臉色卻還沒有長輩好。每天一臉憔悴，說話有氣無力，走起路來老覺得腿重。而且特別疲倦，動不動就看到他們使勁按太陽穴，一問才知道原來是頭疼。還有些女生常常不知道為什麼，鎖骨附近會脹痛，好像壓迫到呼吸，有時這種痛還竄到腋下，感覺很不舒服。

細細想來，大家都還那麼年輕，到底是怎麼了，一個個身體看上去都還不如長輩？我們不得不承認，當今年輕人工作，每天都要坐在電腦前奮戰數個小時，下班回家後還是保持這個姿勢，或者一熬夜就到很晚，不過十二點再睡似乎覺得生命中少了什麼一樣。在這種長時間忽略保養的情況下，膽經就開始抗議了。起初我們的臉色暗淡無光，動不動會感覺口苦，這就是膽發出的警訊，告訴我們現在已經處於亞健康狀態了，再不注意休息，後果一定會更嚴重。

不要小看口苦的問題，口苦代表膽汁上逆。假如時間一長，膽汁經常出現上逆和反流，很可能造成膽內炎症，嚴重還可能出現腫瘤或者結石。因此，對於膽經的自我調理一定要採取有效措施。

首先，保持規律作息，該休息就休息，不過分勞累，更不能讓身體長時間透支消耗。其次，對於膽經的自我調整，可以遵循內清外調的方式。內清，就是定期清理膽囊內陳腐的膽汁和結石，改善膽囊膽管內部環境，抑制膽囊疾病發生。外調則是以健身拍打為主要方法。

在中醫看來，常常刺激膽經各個穴位，打通經絡氣血通道，能有效預防和調理因膽經淤阻而發生的一系列毛病，這種方法對於改善人體氣血兩虧、消化不良有非常良好的效果。有句老話「慢工出細活」，假如你想今天拍兩下明天身體就痊癒，是絕對沒有那麼快的。要想見效，在拍打調理的過程中，一定要堅持定時、定量、定位的原則。定時，指的是每天早上七點到八點、晚上九點到十點；定量是指每次拍打不低於四十分鐘；而定位說的是要按照一定的順序，沿著肩部—腋下—肋—脅—大腿外側—小腿外側—外踝，自上而下交替拍打調理足少陽膽經。

假如時間允許，還可以針對重點穴位選擇性地多次重複拍打，以下就針對身體可能出現的不同問題，看看在膽經上有哪些可以快速緩解的特效穴位。

1. 肩井穴

經常拍打此穴，能緩解因為工作疲勞造成的肩關節緊張和肌肉僵硬的痠痛感。隨著反覆拍打，放鬆脖子到肩關節的緊繃。這個穴位對於調理「電腦病」、肩周炎(五十肩)、頸椎病都有很好效果。甚至對於牙痛這種現象，拍打肩井穴也有立竿見影的效果。

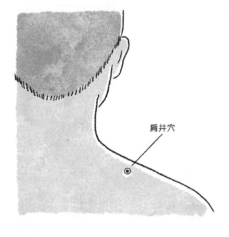

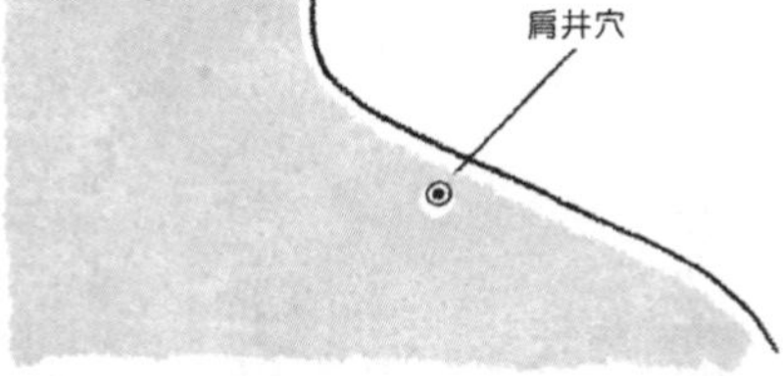

2.陽陵泉

古書裡說「筋會陽陵」，筋主要掌管人體各個關節的運動，因此當關節障礙，尤其是膝關節出現毛病時，可以多拍打陽陵泉（見P.208圖）。因為肝主的是筋，拍打此穴的用意是疏肝利膽。

另外，假如有些朋友胃部總是反酸水、吐酸水、打嗝容易出現反酸症狀，也可以在拍打陽陵泉時，再配合足三里、中腕穴來控制和調理。

3.懸鐘穴

懸鐘穴（見P.208圖）又名絕骨穴，意為「髓會絕骨」，也就是說髓之精氣都彙聚在此穴上，是為膽經大穴，長期拍打懸鐘穴可以疏肝解鬱、理氣止痛。對於經常生悶氣、抑鬱寡歡、腹滿脹悶的朋友，可以多拍打，有效調節情緒，保持愉快平和。

食欲減退，按揉足三里和陰陵泉穴

大多數人都看見或經歷過這樣的場景，有些人吃飯時吵架將碗筷一放就走，氣呼呼說一句「飽了」，然後一個人生悶氣。更有甚者，一連幾天吃不下飯，還會肚子感覺非常不舒服。

這時不得不提一個字，那就是「氣」。中醫說「百病皆由氣得」。氣可以讓人的身體、情緒等方面受到影響，包括吃飯這樣非常普通的事情。

我們安慰生氣的人會說：「千萬別想不開，飯是必須要吃的，為什麼和自己過不去啊。」這些話非常有道理。可是一口氣堵著怎麼吃得下？這時最重要的是將這口氣順過來，讓體內的氣正常運行，脾胃正常工作才能消化食物，人才會有饑餓感。

有的人可能想不明白，食物是經脾胃消化的，生氣則是肝的問題，二者之間是如何聯繫的呢？道理非常簡單，怒容易傷肝，假若肝經出了問題，就會向膽經上走，或者阻撓脾經的正常運行，吃不下飯就是因為肝氣侵入脾胃，脾胃無法正常消化，人自然沒有食欲。這時就算勉強吃一些飯，也不會感覺有什麼味道，甚至會出現反胃的現象。

所以，當生氣吃不下東西時，最好一個人靜一靜，再泡一杯濃濃的茉莉花糖水，非常有效。

「茉莉花糖水」具體作法

❶將茉莉花放入清水中浸泡。

❷再將茉莉花放入杯中加開水沖泡，再加白糖就可以了。

這樣簡單一杯茶功效卻很好，茉莉花本身有疏肝理氣的作用。《本草綱目》說：「解酒和中，助脾氣，緩肝氣。」特別是愛生悶氣的女性朋友，可以用一杯糖水代替咖啡等刺激性的飲料。但不要放太多白糖，以免影響茉莉花的功效。

茉莉花糖水可以緩解情緒、理氣疏肝。體內的氣順暢了，脾胃功能也就正常了。除了此法，我們還可以採取一個按摩的方法。

在腿部膝蓋附近找到足三里和陰陵泉穴（見P.208圖），用大拇指按揉腳底的足三里和腿部的陰陵泉穴，約五分鐘。如果用手不方便，可以採用一些小圓柱的物件，如圓珠筆或是筷子的圓頭以減少手指的工作量。

足三里穴位是保健穴位，有消食導滯的作用，對肝火旺盛引起的脾胃運化失調，有很好的調節作用。脾胃出了問題都可以按揉足三里穴。而陰陵泉穴是脾經的水穴、和穴，健脾祛濕的功效很強，脾系統的問題也可以用它調節。兩個穴位配合使用，可以疏通肝經、降肝火、健脾益氣。脾胃消化的功能增強了，人自然會有食欲，這時再吃飯就會非常香甜，而且可以充分吸收營養。

很多時候，我們會遇到各種事情，像是吃飯沒有味道，或者吃不下，這一般都是肝火過旺引起的脾氣，或者抑鬱引起的脾胃不振，導致脾胃出現問題。所以，最好讓自己在愉悅的環境進餐，才能保證臟器的功能正常。

遠離憂鬱症—內關穴

前幾天，一位患者介紹她的朋友來看病。這位朋友情緒低落，思維遲緩、眼睛乾澀。她告訴我自己最近經常耳鳴，時不時頭暈，睡眠品質也很差。在此之前，她已經去過好多家醫院，也用過很多潤眼藥、健耳藥，卻沒什麼效果。我看了看她的舌苔和手掌，又把了把脈，決定進行針灸治療。

沒想到，我才剛用銀針刺入她的內關穴，她的眼淚一下就流了出來。其實為她診脈時，我就發現她的肝脈弦緊，再看到手掌肝部反射區上雜亂無章的指紋，初步斷定她患有憂鬱症。當用銀針刺激她的內關穴時，她流淚並不是因為疼痛，而是因為她內心的抑鬱之氣順著扎針的機會發洩了出來。

因此我猜測她肯定經歷了很多事，想要徹底根治她身體的疾病，就必須弄清楚病因。於是，我又問了她幾個問題。比如：現在是不是對任何事情都沒有興趣？是不是每個月月經來前，都會有一種莫名其妙想要痛哭的感受？

這兩個問題她給了肯定的回答。還說這幾個月月經量越來越少，兩三天就沒有了，乳房和之前相比也越來越乾癟。每天早晨起來後一點精神都沒有。她這麼一說，我就更加確定她是得了憂鬱症。之所以會出現眼睛乾澀、耳鳴、頭暈等症狀，就是肝氣不暢導致的，如果按照之前的療法，單純治療眼疾和耳疾，肯定不會有太大效果的。

在後期的治療過程中，我每次都會刺激她的內關穴，並儘量讓她感受生活中快樂的事情。我還會把自己聽到或親身經歷開心的事情和她分享。

我印象最深的一次是講了莊子《養生主》中的養心法，「吾生也有涯，而知也無涯。以有涯隨無涯，殆已；緣督以為經，可以保身，可以全生，可以養親，可以盡年」。大約經過半年的治療，她的不適症狀已經沒有了，憂鬱的情緒和之前相比大大改善。如今，她不僅積極參加各種社交活動，身材也變得更好了，乳房豐挺、臉色紅潤，典型的幸福女人形象。

肝氣鬱結馬上消—太沖穴

如今，很多男性朋友由於工作、精神壓力過大，常常覺得兩脅隱隱作痛，經常憂鬱、胸悶，總是想要長出一口氣，此即為肝氣鬱結的典型症狀。如果這種表現嚴重，可能會導致生殖能力下降，誘發不育。中醫治療男性肝氣鬱結時，常會從太沖穴入手。五臟之中，肝主疏泄，喜舒暢，惡抑鬱。一旦肝失疏泄、情緒抑鬱不舒，就會導致肝氣鬱結，氣血無法正常運行，經絡受堵。

肝氣鬱結發生的主要原因為：情志抑鬱，或突然受到精神刺激、病邪入侵，進而發病。久鬱不解，肝臟就會喪失其柔順、舒暢本性，易急躁暴怒，同時會氣鬱生痰、痰隨氣升，搏結於咽，形成梅核氣（慢性咽炎），積聚在頸項形成癭瘤（甲狀腺腫瘤）。治療時要疏肝解鬱，可以配合理氣化痰、活血軟堅之法。

人的情緒由氣血掌管，氣血運行不暢，情緒就會不暢，整個人變得抑鬱、壓抑，而這些不良的情緒又會反過來加劇氣血堵塞，這樣惡性循環會使器官功能下降，整個人也會被疾病困擾。

肝氣鬱結的主要病症包括：

❶肝氣鬱結引發的壓抑、憂慮容易導致頭痛、煩躁、易怒、胸脅脹痛、腹部脹滿等。

❷肝經循行在兩脅，肝經氣血運行不暢會導致男性脅肋灼痛，睡眠品質下降，肝鬱化火型失眠多為惱怒傷肝所致。

❸肝氣鬱結會導致氣機不暢，使得男性不思飲食。由於代謝速度變慢，四肢無力，懶惰，不愛運動，進而誘發肥胖、便祕等症。

如果觀察到自己出現肝氣鬱結症狀，應該及時疏肝理氣、調節肝之疏泄功能。可以採取簡單的方法舒暢肝氣，如按摩太沖穴。加按腎俞穴來補腎，以順應肝屬木、腎屬水，剛好對應「肝腎同源、滋水涵木」之意。

太沖穴（見P.32圖）為肝經之原穴，同時也是肝經上的重要穴位，刺激此穴能治療各種肝病。如按揉此穴可降血壓、平肝清熱、清利頭目。不但能疏肝解鬱，還可讓偏旺的肝火下降。

太沖穴很容易找到，位於背上第一、第二腳趾縫向上，約兩指寬處，位於兩骨頭間，按下去會產生強烈的酸脹感、脹痛感。刺激太沖穴最佳的季節為春季，五行之中，肝屬木，木與春季相對應。春季時萬物重現生機，肝木之氣上升，此時按揉兩側太沖穴，即可瀉肝火，還能預防腦血管疾病的出現。

具體按摩方法

❶每天晚上九點至十一點間，經氣運行最為旺盛，此時先用熱水泡腳，再按揉兩側太沖穴，每個穴位按五分鐘，至出現酸脹感、脹痛感即可。

❷按揉時，右腳沿著順時針方向旋轉，左腳沿著逆時針的方向旋轉，堅持按摩一段時間，肝氣鬱結現象就會消失。

清肝又除濕—曲泉穴

曲泉穴（見P.208圖）是足厥陰肝經之合穴，在五輸穴中五行屬水。屈膝，膝內側橫紋頭上方，半腱肌、半膜肌止端前緣凹陷處即為此穴。此穴被譽為人體的「二妙丸」，清肝火、祛濕熱的功效非常好。臨床上常用來治療月經不調、痛經、產後腹痛、房勞遺精、癃閉、泄瀉、頭痛、目眩、下肢痿痹、膝蓋腫痛等症。

肝膽濕熱是臨床常見症狀，主要為感受濕熱之邪，喜食肥甘厚味之品，釀濕生熱；或脾胃失健，濕邪內生，鬱而化熱導致的。濕熱蘊在肝膽會表現出脅肋滿痛、黃疸。濕熱鬱阻導致脾胃升降失司，就會表現出納呆、嘔惡、腹脹、大便不調。濕熱下注，就會導致尿短赤、陰囊濕疹、睪丸腫脹熱痛、前列腺炎，女性帶下黃臭、外陰瘙癢等。不過這些症狀都能通過曲泉穴輔助治療。

曾有一位患者，陰部疼痛不適一年之久，後又出現尿頻、尿急、尿痛，到醫院一檢查，確診為前列腺炎，服藥一個多月沒什麼效果，後經人介紹找到我。患者自述及我觀察到的主要表現有：小便黃赤、灼熱疼痛，尿頻、尿急，心煩失眠，舌質紅，舌苔薄黃，脈弦數，於是我斷定症狀是肝經濕熱下注導致的，治療時應當從疏肝清熱、通淋利濕著手。

我對其進行針灸，選取其腎俞、膀胱俞、中極、三陰交、曲泉等穴，留針十五分鐘，間歇運針，每天一次，五次為一療程，同時囑咐患者每晚睡覺前按摩曲泉穴、關元穴、三陰交穴，每個穴位兩分鐘，同時服用豬母奶玉米鬚茶。經過三個療程後，患者痊癒。

「豬母奶玉米鬚茶」具體做法

❶豬母奶十克、玉米鬚六克。

❷將二者一同用溫開水洗淨後放到乾淨的杯子內，倒入適量沸水沖泡，悶十分鐘，代

替茶來飲用，每天兩劑。

豬母奶、玉米鬚都是利濕食材，二者同用，即可清熱利濕、散瘀消腫，非常適合慢性前列腺炎的患者服用。

在用曲泉穴治療各種濕症時，如濕熱、寒濕、濕毒、風濕等，可選此穴。具體艾灸方法：點燃艾條的一端，對準曲泉穴，保持三公分的距離薰烤，至局部產生溫熱感卻沒有灼痛感時。每個穴位艾灸十五分鐘，至皮膚發紅即可。

第9章

簡單速效小偏方，肝病煩惱一掃光

「豬肝枸杞淮山湯」補失去的肝血

對現代人來說「貧血」這個詞並不陌生。比如，有些人蹲下再起立時會覺得頭暈，出現這種現象時常會疑惑：「是不是貧血了？」既然是貧血，吃點營養豐富的食物就可以了，是這樣嗎？

其實，貧血是西醫的說法，貧血指的是循環血液裡的紅血球數量減少到正常值以下。而中醫提到的血虛為：血液量不足，或是血液營養、滋潤功能減退導致的病理變化，如手腳無力、頭暈、精神不振、易疲勞、臉色萎黃等。

相對於貧血，中醫的血虛包括的範圍較廣，可以將西醫中提到的貧血納入中醫的血虛症範疇。血液為人體生命活動的基礎物質，包含人體所需的一切營養物質，能滋養全身各個臟腑組織。

血虛即血液生成不足，血液不充足，臟腑功能就會降低。臟腑生理功能受影響，不但會進一步加重血虛，還會導致抵抗力下降，外邪、疾病就容易乘虛而入。

血虛症若未及時調理，就會形成血虛體質，想改善就難上加難了，需要長時間調理。血虛與血虛體質之間是有界限的，血虛症狀較輕時，只要補充足夠的營養，調養造血、藏血、行血的臟腑，即可促使其短時間內恢復至正常狀態。若肝血消化太過，且未能及時補充，血虛症狀就會進一步惡化，久而久之，形成血虛體質，身體也越來越差，調理改善的難度較大。所以提醒患者們，一旦發現自己氣血不足，就要及時採取措施，以免血虛加重，對身體產生負面影響。

血虛、血虛體質都可以從患者出現的不適感、身體不適症等是否經常反覆進行區分。如果出現頭暈眼花、心悸失眠、手腳發麻等症，補充一定量的補血食物調整後得到改善，說明患者出現的僅僅是血虛症。如果症狀持續較久，調理後效果不明顯，說明已經發展為血虛體質，應考慮採用補血生血藥物調理身體，或是食療補養。

從血虛發展到血虛體質是個漫長的過程，所以，一旦發現就必須及時調理，防患於未然。血虛患者可以通過食療調理，不但簡單有效，還能避免對身體產生毒副作用。推薦一款豬肝枸杞淮山湯。

「豬肝枸杞淮山湯」具體作法

❶ 取豬肝半個、枸杞三十克、淮山藥半根、鹽適量。

❷ 山藥去皮洗淨，切片，放到鹽水中浸泡，以免發黑。豬肝洗淨切片，放到清水中反

覆沖洗乾淨，去掉裡面的瘀血。

❸ 枸杞祛除雜質後洗淨。將上述食材一同放到砂鍋中，倒入適量清水，開大火煮沸，再轉小火繼續煮二十分鐘，至豬肝、山藥熟爛，調入適量鹽即可。

從中醫的角度，腎精和肝血可以互相化生，所以可以通過補腎來補血生血。比如，經常吃山藥能補腎生精，促進氣血生化。山藥還可補健脾強胃，改善脾胃虛弱之症，脾胃為氣血生化之源頭，脾胃功能強健，氣血自然可以不斷生化。

中醫有「以形補形」之說，豬肝與肝相似，所以有養肝補肝之功。現代醫學研究證明，豬肝中含有豐富的鐵、磷，為造血的必需原料，所以，適當吃豬肝能治療貧血。枸杞補肝腎，不但利於滋陰補血，還可補腎生精，堅持食用能強身健體。

補血不僅指吃點營養的東西，食療是否可以補血生血，關鍵是看所吃食物的方法、種類是否得當。除了飲食調理，生活、起居也要規範。

花草茶，清肝明目效果佳

隨著花草茶盛行，越來越多人開始熱衷，花草茶具有一定的養生保健功效，尤其對於女性朋友還有非常好的美容護膚之功。

經常喝花草茶，能調節神經、促進新陳代謝，增強機體免疫力。還有很多花草茶能淡化臉上色斑，抑制生出的暗瘡，延緩肌膚衰老。此外，喝花草茶還能舒緩壓力、鎮靜神經。

為大家介紹幾種常見的能清肝明目的花草茶。

菊花茶	菊花具有疏風清熱、解毒明目之功。現代醫學研究證明，菊花能抑制葡萄球菌、結核桿菌、痢疾桿菌、流感病毒、皮膚真菌等。大劑量飲用還可降血壓，治療胸悶、心悸、氣急、頭暈、頭痛、四肢麻木等。
菊花枸杞茶	取白菊花、枸杞各十克，放到開水中沖泡即可。有非常好的滋補肝腎、清熱明目之功，適合視力下降並伴隨腰膝痠痛的患者飲用。

	枸杞可滋陰補血、益精明目、降血糖、降膽固醇，預防動脈硬化，進而預防冠心病。
五味養肝茶	取適量烏梅、山楂片、菊花、枸杞、梔子，煮沸後轉成中火續煮二十分鐘即可。具有非常好的健肝養肝、明目之功。適合長痤瘡、怕熱出汗、視力降低的人群飲用。
槐花茶	取槐花、菊花、綠茶各九克，一同放到杯子中，倒入適量開水沖泡，蓋好蓋子燜上五分鐘即可。此茶具有清熱涼血、平肝明目之功。適合高血壓引發的頭痛、眩暈、目糊等症。
杞菊綠茶	取枸杞兩克、杭白菊一克、綠茶三克放入杯裡，倒入適量沸水，燜五分鐘即可。具有非常好的養肝明目、散風清熱之功。此茶適合肝火上炎、視力下降者飲用。
菊花決明茶	取菊花和決明子各九克放入鍋中，倒入適量清水浸泡二十分鐘左右，煎煮至沸即可。此茶具有非常好的平肝息風、清肝明目之功。非常適合高血壓、頭痛、頭暈、目赤腫痛等患者飲用。

決明子桑菊茶

取決明子十克、菊花乾品、枸杞、桑葉乾各八克，一同放入砂鍋，倒入適量清水，煎五分鐘再過濾出湯汁即可。具有非常好的清肝火、祛風濕、益腎明目、滋補肝腎、清肝目之功。適合視力模糊，雙眼乾澀、疼痛、疲勞，便祕、口乾、頭痛、頭暈者飲用。

護養肝臟不吃藥，只需要一點點甘草

小鄧上班忙，應酬又多，極容易勞累，去醫院一查，是肝功能指數過高。他的身體狀況一直不大好，曾因病多次入院治療，打針吃藥雖能控制病情，但肝功能指標沒有幾天是正常的，讓他壓力很大，也影響工作。

肝病專科醫生建議他使用干擾素和拉米夫定，但因為價格昂貴，加上服藥時間長，擔心出現副作用，小鄧一直持懷疑態度。醫生建議他注意休息，把酒戒掉，可以避免疾病復發。對於醫生的告誡，小鄧心中清楚，但因為出門在外，為了生活不得不如此。後來，經人介紹找到我，希望我能幫助他。

我推薦他喝甘草茶，加班過累或應酬喝酒都能泡水飲用，一週喝幾次。用甘草治療肝部慢性病，已經有很長的歷史了，這味藥最早記載在《神農本草經》，並列為養肝佳品，稱其「主治五臟六腑寒熱邪氣，堅筋骨、長肌肉、倍力氣、解毒」；在《本草綱目》中也有這樣的記載：「諸藥中甘草為君……故有國老之號。」

關於甘草名稱的由來，有一個非常有趣的故事：從前，有一位郎中接診幾位病人，讓他們隔一天來拿藥，結果郎中出去採藥很久未歸。其妻子為了應對這些病人，就將灶台的乾草切成細片，用紙包好分發給那些患者。後來郎中回家，妻子擔心丈夫責怪，未告知此事。過了幾天，拿藥的幾位患者帶著禮物感謝郎中，說吃了他的藥隨即康復了。郎中聽完妻子的解釋，恍然大悟，此後他經常利用乾草治病，後來將「乾草」改為「甘草」。

甘草中含有甘草酸等有效成分，通過抑制補體應對肝細胞損害，起到護肝作用；並且通過改變細胞膜通透性阻止病毒進入肝細胞，起到抗病毒的作用。此外，甘草還能附著在肝細胞內抑制B肝病毒，因此在肝病治療上效果顯著。

小鄧了解甘草的功效後，買了很多甘草泡水服用。再見面時已經過了將近一年，他的肝功能指標一直保持在正常範圍內！

不過，長期服用甘草容易引起血壓升高、身體水腫，所以，那些高血壓以及腎功能衰弱者，應該謹慎選擇甘草。

排毒中藥：潤肺補血養肝又淨心

天冬	又名天門冬、大當門根。味甘苦、性大寒。乾透者質堅硬而脆，未乾透者質柔軟，有黏性。它能滋陰潤肺、止咳消痰，幫助排除肺部的毒素，同時降火、幫助排泄。主治肺結核、吐膿吐血、痰嗽喘促、糖尿病、咽喉炎、扁桃體炎、足下熱痛、虛勞骨蒸、陰虛有火之症。煎湯，用量一般為六至十五克。
桃仁	桃仁是桃核裡的子，既可以製作成食品，又可以入藥。據《食鑒本草》記載：「桃仁破血，潤大腸。」從中醫觀點看，它性平味甘，可以入心、肝和大腸，能起到破血行瘀，潤燥滑腸的功效。

海松子	性溫，味甘，入肝、肺、大腸經。海松子含有脂肪油（約占七四％，其中以油酸酯、亞油酸為主）、蛋白質、揮發油、糖、磷、鐵、鈣等。海松子的主要排毒功效是清除肺部的毒素，能滋陰、潤肺、止咳，祛風通絡，散寒除濕，補血養肝，滋陰潛陽，益氣補血。與胡桃肉一起可以溫養肺腎、潤燥、止咳、化痰。二味相合，以蜂蜜相輔，補腎、潤肺、止咳，宜於肺腎兩虛之久咳痰喘。用量一般為十克。
當歸	始載於《神農本草經》，被列為中品，歷代醫書都有記載。當歸具有活血化瘀、生新的功效，自古以來就是婦科很重要的一味藥材。除了補血活血，還有潤腸通便的作用，可以加速食物在腸道內的運行，加快消化吸收解決便祕。中醫認為津血同源，當歸可以補血，血氣充足，津液得到補充，腸道就能更滋潤，所以當歸可以用於血虛腸燥導致的便祕。當歸的性屬溫熱，不適合體質偏熱的人服用。另外，當歸有活血作用，月經量過多的人在經期一定不要服用。當歸還會使子宮收縮，孕婦不能服用。

蘆薈	蘆薈功能很多，既可以醫用入藥，又可以美容保健，還具有排毒養顏和潤腸通便的作用，所以很受歡迎。研究發現，蘆薈中含有多種植物活性成分及多種胺基酸、維生素、多糖和礦物質成分。其中蘆薈素可以使糞便變得柔軟，刺激小腸蠕動，把腸道裡沉積的毒素排出體外。需要注意的是，蘆薈用量過多會導致腹瀉，所以要把握好用量。
蓮子	蓮子性味甘澀平，主要作用於心、脾、腎。能養心益腎，抑制心肌收縮力，減慢心率，擴張冠狀動脈，鬆弛血管，降低血壓，補脾澀腸，並有抗衰老、延長壽命的作用。蓮子作為保健藥膳食療時，一般是不棄蓮子心的，蓮子心味苦，有清除心熱、固精、安神、強心之功效。蓮子的排毒元素也主要來自於蓮子心。用量一般為六至十二克。
西洋參	人參的一種，也叫廣東人參、花旗參等，具有清熱生津、益氣養陰的功能。可用於便祕者的身體調理，效果不錯。

多喝決明子，清肝明目，潤腸通便

相傳在古代，醫家都用決明子清肝火、降血壓、去風濕等。決明子泡水的功效顯而易見，不妨試試。

決明子是一種中藥材，除了可以製成中成藥，還富含多種維生素和胺基酸、碳水化合物、脂肪等，近幾年因其保健功效得到重視。堅持服用也能潤腸通便。決明子做的茶是夏天最佳的飲品。

決明子具有多種功效：

- **治療高血壓**。選取適量決明子，炒黃後搗成粉末，加糖後以開水送服。一次三克，每日三次。或用決明子十五克、夏枯草九克一起用水煎服。
- **治療高脂血症**。取決明子、赤芍十二克，澤瀉各十五克，山楂、靈芝各九克，每日一劑，分兩次用水送服。或選取決明子三十克，葛根、生山楂各二十克，水煎服。
- **治療便祕或習慣性便祕**。可以用炒決明子十五克、冰糖十克，以沸水沖泡做茶飲，每日一劑，每劑泡三次。或以炒熟粉碎的炒決明子十五克水煎十分鐘，兌入三十克蜂蜜並攪勻，早晚各一劑。

- **習慣性便祕**。可以單味炒決明子或已打碎的決明子十五克，泡茶飲用，一直到茶水無色。
- **陰虛血少者**，可以用枸杞子九克、生地、杭白菊各五克一同泡服。若身體有氣虛症狀，宜加生曬參三克一同泡服。常飲用決明茶，不僅能有助於排便，還能起到降壓、明目、調脂等保健功能。需要注意的是，氣虛嚴重及便溏者不適合服用。

決明子茶　飲用決明子茶不僅能潤腸通便，還有降壓明目、調脂等保健功能，對於陰虛血少的人，可以往茶中放入枸杞子九克，生地、杭白菊各五克一同泡服；若是出現氣虛症狀，宜加西洋參三克同泡服。需要提醒，氣虛嚴重者及大便溏瀉者不適合用此方，孕婦不可服用決明子茶。

食材	單味炒決明子或是打碎的決明子十五克
步驟	直接泡茶飲用，直至茶水沒有顏色。

決明子蜂蜜飲 通便潤腸，可治療前列腺增生兼習慣性便祕。

食材	炒決明子十五克、蜂蜜三十克
步驟	先將決明子搗碎，加水四百毫升煎煮十分鐘，倒入蜂蜜攪勻後服用，早晚兩次。

決明子綠茶飲 降脂降壓，降脂平肝，明目益睛、潤腸通便。此茶最好不要在晚上飲用。提醒，炒時有香氣就可以了，不可炒糊，脾胃虛寒，氣血不足者不適合服用。

食材	決明子、綠茶各五克
步驟	將決明子用小火炒至香氣溢出時取出，晾涼，再與綠茶一起用沸水沖泡飲用。

杞菊決明子茶 養陰明目，清肝瀉火，降壓降脂。

食材	決明子三十克、枸杞子十五克、菊花六克、決明子三十克
步驟	將枸杞子、菊花、決明子一同放入沸水中沖泡，悶上一刻鐘。

青色益肝膽，「青梅茶」是首選

記得我小時候經常喝一種飲料，那就是青梅茶。這種飲料通常是自己製作，把青梅放入大杯子內，倒入適量水，再加入一些冰糖就完成了。只需要蓋上杯蓋，悶大約五分鐘就可以飲用了。

我還記得打開杯蓋的一剎那，有一股淡淡的幽香，還沒有喝茶人就已經醉了。細細品味之後，酸中有甜，可謂味道獨特。

如今，各種茶飲越來越多，我卻還是喜歡喝青梅茶。只要有合適的機會，就會把青梅茶推薦給身邊的人，特別是肝氣不暢的患者。

去年我曾向一位王先生推薦青梅茶。他剛來找我看病時一臉焦躁，原來是因為公司賬務出現嚴重問題。這個心結一直壓在他心裡，時間一久就出現胸悶、情緒低落等各種情況。甚至在一段時間內，王先生總懷疑自己得了不治之症。

診斷後發現，他除了肝鬱症狀之外，其他都正常，更沒有不治之症。我告訴王先生，他只需要一味簡單食材就可以藥到病除，於是把青梅茶推薦給他。

就這樣，王先生回家立即買了青梅。雖然味道很酸，他還是慢慢適應了，而且養成每天喝青梅茶的習慣。

青梅茶主要有兩種原料：青梅和蜂蜜。

「青梅茶」具體做法

❶ 將青梅洗淨，去核，放入杯子內，加入適量開水沖泡。
❷ 等到水溫變涼後再加入適量蜂蜜調味即可。

青梅，顏色青，味道酸。青色和酸味都入肝經，具有滋肝陰的功效。青梅的果實中含有丙酮酸和齊墩果酸等活性物質，對肝臟有保護作用，可以提高肝臟的解毒功能。另外，蜂蜜是甘甜的。根據五行理論，甘屬土，和脾相配，因此具有補脾胃之虛的作用。中醫認為一旦脾胃出現問題，就會影響到其他器官，特別是腎臟。所以，對於脾胃的保養也是非常關鍵的。

蜂蜜和冰糖都是甘味，都能起到補充脾胃的功效。除了這些相同點之外，這兩者還有一些區別。冰糖除了補充脾胃，還能滋陰潤肺；而蜂蜜除了養護脾胃，還具有滋陰潤肺、寧心安神、養肝護肝的功效。

由此可見，和冰糖相比，蜂蜜的補益功效更為廣泛，對肝臟的保養效果也更好。所以，建議大家飲用青梅茶時，不妨用蜂蜜代替冰糖。

綠豆清熱解毒，調氣肝臟

綠豆，味甘，性涼，入心經和胃經，熱性體質或上火的人多吃可以清熱敗火，一般人食用則可以滋補脾胃。特別到了夏天，綠豆更是清熱解暑的好幫手。不僅如此，綠豆還具有利水消腫和清熱解毒的功效，可以治療水腫腹脹、瘡瘍腫毒、食物中毒等，還能滋潤皮膚，特別是具有消痘潤肺的功效。

《本草綱目》把綠豆稱為「濟世之良穀」，看到古人把綠豆上升到「濟世」的高度，可見綠豆的地位是很高的。

首先，綠豆具有清熱解暑的功效，在炎熱夏日喝上一碗綠豆湯，必然會感覺一股清泉進入體內，成為解暑止咳的好辦法。《本草匯言》記載綠豆能「清暑熱，靜煩熱，潤燥熱，解毒熱」，這句話把綠豆的清熱功效概括得更加廣泛和全面了。

我說的綠豆能清熱，並不是單純指「暑熱」。「暑熱」代表的是夏天，其實食用綠豆是不分季節的，只要身體中有火，都可以用綠豆除去。

大家也許聽過一個詞語「潤燥熱」，什麼是「燥熱」呢？從中醫學的角度，燥熱就是身體內有燥火，比如目赤腫痛，牙齦、咽喉痛，耳鳴或鼻出血等，這些情況都是因為燥熱傷害體內津液出現的情況。

綠豆還具有「厚腸胃」的作用。中醫上，把有補益腸胃或能使腸胃健實的作用稱為「厚腸胃」，換句話說，綠豆的補益腸胃功能多指它能清腸胃之熱。五臟屬陰，六腑為陽，而脾與胃相表裡，再加上脾屬陰喜燥惡濕，而胃屬陽，喜潤惡燥，平時一旦不注意飲食，吃的太辛辣或油膩，胃部容易生熱，這時再飲用涼性，並且是入胃經的綠豆，自然可以起到滋養脾胃的作用。

綠豆還有一個重要的功效就是解毒。中國古代醫家指出綠豆具有清熱解毒的效果，特別是身體中因為有火而出現的熱毒，常見的症狀如長痘瘡。另外一方面，對於其他方面的中毒，比如食物中毒，也可以起到很好的緩解和解除作用，《本草綱目》說：「綠豆肉平、皮寒，解金石、砒霜、草木一切諸毒，宜連皮生研，水服。」

既然講到了綠豆，順便說一下綠豆芽。綠豆芽是綠豆水發形成的芽菜，大家經常食用。千萬不要小瞧綠豆芽，它含有豐富的維生素C，中醫認為綠豆芽味甘性涼，入胃和三焦經，最善於清熱解毒、利尿醒酒。《本草綱目》說它「解酒毒、熱毒，利三焦」，也就是說，綠豆芽在具有綠豆清熱解毒功效的同時，還可以調和臟腑氣機。主要是因為三焦作為六腑之一，就好像一個大容器裝著體內所有臟器，而綠豆芽的作用就是通調水道，所以適合有腹部脹滿、小便不利等症狀的人食用。

「玫瑰棗膏」疏肝解鬱，舒暢情緒

我有個朋友很孝順，為了讓母親離自己近一點，便接到城裡一起住。可是母親來到城市誰都不認識，去哪裡也找不到，只能整天待在家中。時間一久，母親就變得憋悶不已，鬱鬱寡歡，健朗的身體也出現了各樣問題。其實，這樣的例子很多，也可能很多兒女都想不明白，為什麼父母居然連這樣的「清福」都不會享了。

我認為，這個問題必須從肝來說，中醫認為「肝喜條達，惡抑鬱」。我們試想，老人家一天到晚窩在家裡，沒人陪他說話，遇到事情也沒有傾訴對象，時間一久，就會慢慢產生失落感，感覺空虛苦悶，假如情況更嚴重，甚至還會出現現代醫學中經常提及的「憂鬱症」。

憂鬱，很多人都出現過這種情況，只不過是偶爾出現的，如果被說成是一種「症」，可以斷定病情比較嚴重了，這時再進行治療會有一定難度，因此，我們一定要注意保養身體，盡可能把疾病都在萌芽階段遏制。

像我朋友母親的情況，除了應該自己主動「走出去」之外，還可以通過合理的飲食、運動等方式調理，讓肝的鬱結之氣疏散，這也屬於內調的方式之一。

在治療肝氣鬱結導致的抑鬱上，中醫有一種常見的中成藥「四逆散」。在張仲景的《傷寒論》中出現了此方，一直以來都被看成是疏肝解鬱、調和肝脾的祖方。

四逆散由甘草（炙）、枳實（炙）、柴胡、白芍藥等幾味藥組成，柴胡具有散熱解表、疏肝解鬱的功效；白芍藥具有平肝潛陽、養血斂陰的功效；枳實具有破氣消積化痰、調理中焦的功效；甘草具有補中益氣、清熱解毒的功效。

在這些藥材中，前兩味主要養肝，後兩味主要養脾胃，合而用之，自然對肝氣鬱結有非常好的療效。另外，憂鬱患者通常食欲較差，可以服用四逆散改善。當然了，對於待在家中的老年人來說，這樣一款家常食品對肝氣鬱結也有很好的改善效果。

老年朋友閒置時間多，可以經常做來吃，不僅能打消一個人在家的鬱悶，還能疏理肝氣，讓全家人的胃口大開，這種食品就是重點推薦的玫瑰棗膏。

玫瑰棗膏

食材	紅棗一百五十克、生豬板油一百二十克、荸薺六十克、核桃仁三十克、玫瑰六克、雞蛋兩個、地瓜九十克、豬網油一百六十克、瓜片十五克、白糖一百克、濕棉紙一張
步驟	①先將紅棗烤熟，取出棗肉備用，或者選用現成的棗泥。核桃仁用沸水泡後去皮，放入油鍋中炸黃撈出。 ②生豬板油去筋，與棗肉分別剁成泥，地瓜煮熟去皮，壓成泥狀。將核桃仁、荸薺、瓜片分別切丁。 ③再把棗泥、豬油和地瓜泥裝入盆中，將雞蛋打散倒入盆內，放入核桃仁、瓜片、荸薺、白糖、玫瑰等攪拌均勻。 ④將豬網油鋪於碗底，豬網油邊吊在碗口邊外，把攪拌好的棗泥放入網油內，用手壓平，將碗口的網油邊理平，搭在碗內的棗泥上，用濕棉紙密封，再蒸四十分鐘，出籠後扣在另一盤內，揭去網油，撒上白糖即可。

玫瑰棗膏外形漂亮，口感鬆軟香甜，具有調理脾胃、養肝解鬱的作用。

大家也許想不到，朋友母親也喜歡上這道玫瑰棗膏，不僅經常在家製作，還推薦給身邊朋友，現在不僅交到了新朋友，還參加各種活動，身心狀況都好多了。

蔥花和木耳，消除耳聾耳鳴

耳聾、耳鳴在耳科疾病中被視為兩種症狀，但發作時常常是同時出現，病理也基本相同，所以醫學上往往將兩者一起研究。聽覺系統的傳音、感音功能異常所致聽覺障礙或聽力減退統稱為耳聾。耳鳴則是指患者耳內或頭內聲音的主觀感覺，起因大多是聽覺功能的紊亂。

李女士是一位音樂老師，近日一直受到耳鳴折磨，總覺得腦中有嗡嗡的聲音，為工作帶來了很大困擾，希望我可以幫助她從這種環境中擺脫。

通過她的敘述我了解到，她之所以患上耳鳴是因為社區附近的工地施工，經常到了晚上還機器轟鳴。李女士一向都在安靜的環境下睡覺，加上聽力比別人靈敏，所以每晚都被轟隆隆的機器聲吵得睡不著。心情越來越差，精神緊張讓耳鳴的情況也隨之加重。

中醫認為，耳聾耳鳴所產生的原因一般是風熱侵襲、暴震外傷，內因就是肝火上炎、耳竅失養，一般做法就是補腎益精、益氣養肝。由於李女士的問題並不十分嚴重，我便找了一個食療方給她。先將少許木耳泡發、洗淨，再準備鮮蔥花若干，將二者炒熟食用，每天只需吃一次，七天一個療程，對於李女士非常有效。黑木耳性平味甘，具有補氣補腎的作用；蔥花則能解郁溫通、理氣止痛，兩者結合對於耳鳴有很好的治療效果。

李女士按照方法食用了一個星期，複診時耳鳴已消失。現代社會節奏很快，人們長期處於緊張、疲勞的狀態，一旦遇到外界刺激或長期使用耳機聽音樂，很容易患上耳鳴。為此，我建議應該保持愉悅的心情，注意休息、養護氣血。菸酒是造成耳聾的一大幫兇，因為菸酒中的有害物質會對循環系統造成破壞，加重耳內神經、血管缺氧，加劇耳鳴。另外，耳鳴患者還要注意不可食用辛辣食物，如花椒、咖哩、韭菜等。

上火中耳炎，就飲「金銀菊花茶」

化膿性中耳炎是由細菌感染引起的中耳化膿性病變，一般情況可以分為急性化膿性中耳炎和慢性化膿性中耳炎。急性化膿性中耳炎一般起病急劇，耳朵癢痛腫脹，聽力減退，時常伴有發熱症狀。後者一般都是由急性傳染病誘發的，表現為耳內腫脹疼痛，有清白稀膿斷續出現等。

小王因為患了化膿性中耳炎來治療，我按照習慣詢問了小王的工作情況。小王說他剛畢業，在報社做新聞採訪，每天都跟著前輩到處跑，做最基本的工作，積累經驗。據小王介紹，由於他所在的報社主要做社會新聞，只要有新聞事件發生，無論是吃飯睡覺，都必須立刻到事故現場採訪。另一方面，因為小王並不是正式員工，只是實習，每個月補助很少，並沒有其他收入來源，生活拮据，每天過日子都需要精打細算。超負荷的工作、巨大的經濟壓力，讓小王整天處於極焦慮的狀態，可是他又不能將情緒發洩出來，只得咬牙堅持。

從中醫學的角度來看，化膿性中耳炎多因肝膽、三焦蘊熱，複感外邪、風熱上擾、凝聚於耳底，時間一長腐化成膿。這與小王描述的工作情況相符，可以說，小王就是因為工作壓力，心情焦慮，導致風熱上擾，最後成了化膿性中耳炎。

由於小王的病症只是早期情況，我便開了一個內服藥方，主要是為了解火清熱，化濕散風。藥方極為簡單，取等量少許金銀花、菊花用開水沖泡飲用，直至症狀完全消失。

金銀花消暑清熱，止渴解毒，一般都會用金銀花調製清熱的茶飲。根據研究發現，金銀花還有抗病原微生物作用，對於各種致病菌例如大腸桿菌、溶血性鏈球菌、金黃色葡萄球菌、痢疾桿菌等都具有一定的抑制作用。對於腦膜炎雙球菌、肺炎球菌、結核桿菌可以起到抑菌殺菌作用。對癰腫疔瘡、腸癰肺癰有較強的散癰消腫、清熱解毒、消炎作用。

《本草經百種錄》記載菊花「能治頭目肌表之疾」，能清熱疏風，降肝火，而通過藥理研究表明，菊花中的菊苷、腺嘌呤、胺基酸，以及各種微量元素對鏈球菌、葡萄球菌、流感病毒和皮膚真菌都具有一定的抑制作用。

過了大約一個禮拜，小王有了很大好轉，我建議他繼續服用一段時間，必能完全康復。心情抑鬱，過大的壓力，上火心急極容易患化膿性中耳炎，這類人應注意鍛煉，及時將身體的濕熱祛除，只有堅持鍛煉身體提高免疫力，才能徹底告別炎症。

「葛花蜂蜜茶」解酒最有效

中醫認為酒的屬性是熱性，《神農本草經》記載：「大寒凝海，唯酒不冰。」雖然書上這樣說，飲酒時還是要適量，才會對身體有好處。

我朋友開了一家廣告公司，應酬非常多。有次他喝了太多酒，回家時已經東倒西歪了，他太太為此打電話向我尋求方法。

我讓她用溫開水將蜂蜜沖開，喝五六勺就沒事了。第二天朋友打電話感謝我，他說他太太按照我的方法讓他喝了蜂蜜水，兩三個小時後他就清醒了。以前喝完酒後第二天總是頭痛，今天卻完全沒有這個症狀。我告訴他蜂蜜水不只解酒一個作用，還能預防醉酒，若是加上葛花，效果會更好。

葛花是解酒的一種藥材。民間曾有一種說法叫「千杯不醉葛藤花」，葛藤花就是現在的葛花，中國古代醫書上稱之為「解酒醒脾」，如《名醫別錄》就認為：「葛花氣味甘、平，無毒，主治：消酒。」

現在市場上大部分的解酒茶中都含有葛花這種物質，有些還會直接命名為葛花解酒茶。葛花的作用就是減少腸道和胃對酒的吸收，並加強肝臟裡乙醇脫氫酶的活性，因此加速酒精在身體中的新陳代謝，將身體中的酒精揮發出去。

蜂蜜中含有大量果糖，因此可以加快分解乙醇，將身體中的酒精快速分解。因此很多喝醉酒的患者被送到醫院後會被輸上一瓶葡萄糖液。人酒喝多時，往往會引起酒精性低血糖，喝些蜂蜜正好可以緩解這個症狀。

若是找不到葛花，可以用葛根代替，同樣有分解酒精的效果。除了以上這個方法，我們還要注意一下以下的問題：

❶喝酒前要大量喝水，再吃一勺食鹽就更好了，這樣可以起到利尿的作用，有助於身體中酒精的排出。

❷多吃一些辣菜，最好是吃出汗，這樣酒精就可以通過汗液排出體外。因此四川人吃火鍋時喜歡喝啤酒，十幾瓶都不會喝醉，這就是吃火鍋容易出汗的功勞。

不過，這兩個方法只是輔助作用，因為酒精只有一〇%會隨著汗液和尿液排出，剩下的都在肝臟中代謝分解。所以這兩個方法只能起到一〇%的作用！

第 10 章

脂肪肝的日常防治及家居調養

忽視脂肪肝，是在拿肝臟開玩笑

脂肪肝是指因各種原因引起的肝細胞內脂肪堆積過多的病變。脂肪性肝病正嚴重威脅國人健康，成為僅次於病毒性肝炎的第二大肝病，已被公認為隱蔽性肝硬化的常見原因。

不過，由於輕度脂肪肝多無臨床症狀，易被忽視，許多脂肪肝病人是在體檢時偶然發現的，故認為脂肪肝對人體沒什麼大影響。有的人診斷脂肪肝後非常害怕，四處求醫，增添了許多煩惱。故此，正確認識脂肪肝，人們必須要走出兩個誤區。

☒**不要過於緊張**。有的人是談肝色變，發現脂肪肝後憂心忡忡，這是沒有必要的。脂肪肝是脂肪在肝臟沉積所致，不具傳染性。它是一種可逆性疾病，如能及時發現、合理治療及運動，是可以阻止其進一步發展，甚至治癒的。

☒**不要過於輕視**。脂肪肝雖是良性病變，但其主要的危害是易導致肝纖維化和肝硬化。有資料顯示，三〇%酒精性脂肪肝可發展成肝纖維化，一〇～四〇%最終會發展成肝硬化；非酒精性脂肪肝發生肝纖維化的概率為二五%，發生肝硬化的概率為一・五～八%。

一旦發生肝硬化，即預示肝功能損害、腹水、靜脈曲張，甚至消化道大出血，最後死亡。此外，脂肪肝還會讓人們對細菌病毒等的防禦能力降低，也會影響其他疾病的恢復。

患上脂肪肝後，肝細胞發生了不同程度的脂肪化，肝臟會失去正常功能。這是逐漸變化的過程，早期患者的肝功能可能正常，但隨著肝細胞脂肪化的加重，將使肝細胞的功能喪失越來越多，對人體危害非常大。

1.促進動脈粥樣硬化的形成

脂肪肝患者常伴有高脂血症，血液黏稠度增加，其中的低密度脂蛋白（LDL）因其分子量極小，很容易穿過動脈血管內膜在血管壁沉著，使動脈彈性降低，管徑變窄，柔韌性減弱，最終導致血液循環障礙，血管破裂，危及生命。

2.誘發或加重高血壓、冠心病

動脈硬化與高血壓、冠心病的關係十分密切，研究表明，酒精性脂肪肝患者合併高血壓、冠心病，容易導致心肌梗塞而猝死。

3.雷式症候群（Reye Syndrome）

其發病機制尚不清楚，粒線體損傷和酶活性喪失是其病理基礎。病理改變主要是彌漫性腦水腫和重度的肝脂肪變性，肝臟腫大，質地堅實。伴有顯著的腦症狀：抽搐、進行性意識障礙甚至昏迷，病死率高達二〇～四〇％。

4.導致肝硬化、肝功能衰竭、肝癌

各種肝病的最終結果往往是肝硬化，脂肪肝也不例外，肝硬化繼發肝細胞癌的概率較高。肝硬化又分為代償期和失代償期。一旦肝硬化發展到失代償期，極易發生肝昏迷、肝腹水、消化道大出血、肝臟功能衰竭、肝腎症候群等，那就離生命的終結不遠了。

5.妊娠急性脂肪肝，病死率高

此病又稱「產科急性黃色萎縮」，是一種較少見、預後兇險的妊娠併發症。多發生在懷孕的最後三個月，臨床表現常與猛暴性肝炎相似，可出現急性肝功能衰竭、胰腺炎、腎功能衰竭、全身凝血異常而導致快速死亡，首次妊娠的孕婦居多。

典型病例表現為起病急，病初會有噁心、嘔吐、上腹痛、背痛，不同程度的高血壓、水腫，黃疸進行性加重，短期內可出現昏迷、腹水，皮膚大片瘀斑，便血、尿血。一旦明確診斷，應立即終止妊娠，這是唯一有效的辦法，若待到晚期肝功能衰竭，凝血功能障礙，再行剖腹產或引產，則可能出現產後大出血，危及母嬰生命。

6.誘發或加重糖尿病

糖尿病是病因未明的全身慢性代謝性疾病，主要由於胰島素分泌不足或胰島素抵抗而形成的，以糖代謝紊亂為主的疾病，其特徵是高血糖、高血脂、高胺基酸血症。

據調查糖尿病患者中合併脂肪肝約五〇％，脂肪肝患者中合併糖尿病的約三〇～四〇％，脂肪肝患者的血糖水準明顯高於正常人，肥胖性脂肪肝患者若血糖濃度超過正常水準，雖未達到糖尿病的診斷標準，一般認為是糖尿病前期。脂肪肝與糖尿病是一對難兄難弟，兩者兼有將為治療帶來更大的困難，顧此失彼，加速病情發展。

7. B肝合併脂肪肝加快向肝硬化發展

臨床調查發現慢性病毒性B肝、C肝合併脂肪肝，會增加肝纖維化的發生和發展，縮短慢性肝炎向肝炎後肝硬化的發展時間。

肝纖維化是慢肝發展為肝硬化的必然病理過程，而肝纖維化是由於細胞外膠原基質和非膠原基質代謝失衡形成基底膜，造成肝血竇毛細血管化，這是肝纖維化的分子病理學基礎。脂肪肝使本來受損的肝細胞進一步功能下降，必然雪上加霜，加快肝纖維化進程，促使肝硬化形成。

8. 降低人體免疫功能、解毒功能

肝臟是最大的單核吞噬細胞系統，它能通過吞噬、隔離和消除，改造入侵和內生的各種抗原，肝細胞脂肪變性或壞死，使肝臟的免疫功能下降，脂肪肝患者常伴有肝脾腫大。脾臟也是人體重要的免疫器官，脾腫大會造成脾功能亢進。

淋巴T細胞、B細胞在脾臟中成熟、分化，脾功能異常抑制了細胞免疫的功能，所以脂肪肝患者由於免疫功能降低，抵抗力差更容易被感染。

9. 對機體消化系統的損傷

胃、腸、肝、膽都是消化系統的重要器官，機體攝取三大營養素（蛋白、脂肪、糖）都要經過肝臟的代謝才能被機體利用。脂肪肝患者肝臟功能受損，時間一長就會累及脾、膽、胃、腸。中醫認為「見肝之病，知肝傳脾，當先實脾」、「脾主運化」；中醫還認為「肝膽相表裡」。肝臟有病常令影響膽囊功能，臨床研究也證實：脂肪肝患者中約二〇～三〇％伴有慢性膽囊炎、膽結石。

如果你有脂肪肝，千萬勿忽視，脂肪肝是導致肝硬化的常見病因之一。不過一般而言，脂肪肝在發展成為肝硬化前是可逆性病變，早期診斷並及時治療常可恢復正常，只要去除病因，肝內的脂肪堆積就可以消失。

了解病因，才能有效預防脂肪肝

脂肪肝預防和治療，應從病因入手，儘量避免和預防疾病發生。

- **肥胖導致脂肪肝**。肝內脂肪堆積的程度與體重成正比。三〇～五〇％的肥胖症合併脂肪肝，重度肥胖者脂肪肝病變率高達六一～九四％。體重得到控制後，其脂肪浸潤亦減少或消失。

- **酒精導致脂肪肝**。長期嗜酒者，肝穿刺切片七五～九五%有脂肪浸潤。還有人觀察，每天飲酒超過八○～一六○克，則酒精性脂肪肝的發生率增長五到二十五倍。
- **快速減肥導致脂肪肝**。禁食、過分節食或快速減輕體重，可引起脂肪分解短期內大量增加，消耗肝內穀胱甘肽（GSH），使肝內丙二醛和脂質過氧化物大量增加，損傷肝細胞，導致脂肪肝。
- **營養不良導致脂肪肝**。營養不良導致蛋白質缺乏是引起脂肪肝的重要原因，多見於攝食不足或消化障礙，不能合成載脂蛋白，以致三酸甘油酯積存肝內，形成脂肪肝。
- **糖尿病引發脂肪肝**。糖尿病患者中約五○%可發生脂肪肝，其中以成年病人為多。因為成年後患糖尿病人有五○～八○%是肥胖者，其血漿胰島素濃度與血漿脂肪酸增高，脂肪肝變既與肥胖程度有關，又與進食脂肪或糖過多有關。
- **藥物導致脂肪肝**。某些藥物或化學毒物，通過抑制蛋白質的合成而致脂肪肝，如四環黴素、腎上腺皮質激素、嘌呤黴素、環己胺、吐根鹼，以及砷、鉛、銀、汞等。降脂藥也可通過干擾脂蛋白的代謝而形成脂肪肝。

・**妊娠引發脂肪肝**。多在第一胎妊娠三十四至四十週時發病，病情嚴重，預後不佳，母嬰死亡率分別達八〇％和七〇％。

・**其他疾病導致脂肪肝**。結核、細菌性肺炎及敗血症等感染時也可發生脂肪肝，病毒性肝炎病人若過分限制活動，加上攝入高糖、高熱量飲食，肝細胞脂肪易堆積；接受皮質激素治療後，脂肪肝更容易發生。控制感染後或去除病因，脂肪肝迅速改善。還有所謂胃腸外高營養性脂肪肝、中毒性脂肪肝、遺傳性疾病引起的脂肪肝等。

從脂肪肝的發病原因來看，它是「糖脂代謝異常」在肝臟中的表現。如果這種「糖脂代謝異常」未得到有效控制，不僅脂肪肝會逐步加重，其中的糖代謝異常還可發展為糖尿病。脂代謝異常嚴重時可出現高脂血症、痛風、動脈粥樣硬化、高血壓、冠心病、腦梗塞等，一系列不可逆的現代病。

脂肪肝像一面鏡子，能反映出更早期的糖脂代謝紊亂，此時在一定程度上疾病還是可逆的，也是早期治療的好時機，希望大家不要忽視，及早發現，及早治療，及早調養。

透過蛛絲馬跡，及早發現脂肪肝

脂肪肝的臨床表現多樣，輕度脂肪肝多無臨床症狀。僅有疲乏感，而多數脂肪肝患者較胖。脂肪肝病人多於體檢時偶然發現。中、重度脂肪肝有類似慢性肝炎的表現，主要表現在以下幾方面。

1. 食欲不振、乏力、肝區悶脹不適或疼痛

此為肝病患者常伴有的症狀，患者若出現食欲不振、乏力、厭油、腹脹、肝區隱痛等，排除了感冒、急性胃炎以及其他肝病，均應懷疑患有脂肪肝的可能。

2. 噁心嘔吐

噁心與嘔吐是臨床的常見症狀。脂肪肝若伴有肝功能損害，可伴有噁心欲嘔、厭油、上腹脹等肝系症狀。噁心常為嘔吐的前驅感覺，但也可單獨出現，主要表現為上腹部的特殊不適感，常伴有頭暈、流涎、脈搏緩慢、血壓降低等症狀。

嘔吐是指將胃內容物或一部分小腸內容物，通過食道逆流入口腔的一種複雜反射

動作。肝膽胃系統疾病常伴有噁心、欲嘔或嘔吐的症狀，如急性肝炎、慢性肝炎（B型、A型等）、肝硬化、急慢性胃炎等。脂肪肝若伴有肝功能損害，可伴噁心欲嘔、厭油、上腹脹等肝系症狀。

3.肝臟腫大

脂肪肝常見的表現為肝大。若肝包膜受伸脹、肝韌帶被牽引、脂肪囊腫破裂或發炎，則可見肝區痛及壓痛，伴反跳痛，發熱，白血球增多。

脂肪肝患者的肝大：約九〇％患者的肝臟可摸到，三〇％輕度肝大，如肝臟貯脂占肝重的四〇％以上時，可有明顯肝大，但為無痛性。肝臟雖腫大，而其形態依然保持正常。若檢查肝臟時其質地正常，或稍覺柔軟。並且表面平滑且無觸痛，便應考慮到脂肪肝的可能性。但因為脂肪肝其質地較柔軟，所以雖然腫大且在腹壁下，觸診往往難以觸知。

肝臟腫大可由多種疾病引起，診斷時應結合症狀，實驗室檢查、影像學檢查（超音波、斷層掃描等）來確診。如有營養過多所致的肥胖症、慢性酒精中毒、糖尿病、慢性結核病、各種嚴重貧血等疾患存在時，則可幫助判斷是否已患有脂肪肝。肝腫大還多見於各型病毒肝炎、肝臟腫瘤、阿米巴膿腫、肝硬化、肝結核等，故明確診斷時還應結合症狀、實驗室檢查、影像學檢查（超音波、斷層掃描等）來確診。

4. 蜘蛛痣

蜘蛛痣是皮膚小動脈末端分枝性擴張所形成的血管痣，形似蜘蛛，故稱蜘蛛痣。蜘蛛痣的發生，一般認為與肝臟對體內雌激素的滅活減弱有關。

蜘蛛痣出現的部位多在上腔靜脈分佈的區域內，如面、頸、手背、上臂、前胸和肩等。其痣的大小不等，直徑可以針頭大到數公分以上。檢查時用指尖或（針）火柴棒壓迫痣的中心（即中央小動脈幹部），其輻射狀小血管網即褪色，去除壓力後又出現。

蜘蛛痣常見於急慢性肝炎、脂肪肝或肝硬化時。慢性肝病（包括脂肪肝）患者手掌大小魚際處常發紅，如壓後褪色，稱為肝掌，發生機理與蜘蛛痣同。據報導，兩百七十例肝活檢確診為脂肪肝的患者八％有蜘蛛痣，脂肪肝好轉後蜘蛛痣消失；三例由脂肪肝轉成肝硬化，蜘蛛痣增多。

5.內分泌失調

肝臟為許多內分泌激素代謝滅活場所。脂肪肝時，病人除出現蜘蛛痣外，還可能有男性乳房發育、睾丸萎縮、陽痿，女性月經過多、閉經、病人體重減輕或增加等表現。

病人體重改變機理認為是皮質醇在肝臟滅活減少，導致血中皮質醇增多，患者基礎代謝改變，而見體重的變化。肝功能減退，糖、蛋白質、脂肪三大代謝會出現障礙，亦會導致患者體重減輕或出現肥胖。

6.維生素缺乏症

脂肪肝時，由於脂肪堆積合併飲食中維生素缺乏，病人易出現多種維生素缺乏症。臨床可見周圍神經炎、舌炎、口角炎、皮乾瘀斑、角化過度等。

維生素缺乏，常認為是由於脂肪肝病人的維生素攝入量不足，但也有人認為肝臟受損嚴重時，肝組織中的維生素含量亦減少，因此脂肪堆積合併飲食中維生素缺乏，是導致出現維生素缺乏症狀的兩個主要原因。

7.黃疸

黃疸是由於體內膽紅素代謝障礙，導致血液中膽紅素濃度增高，滲入組織，尤其是鞏膜、黏膜和皮膚染成黃色所致。

黃疸在臨床上按發生機理可分為溶血性、肝細胞性與阻塞性三型。脂肪肝時黃疸類型常為肝細胞性，該型黃疸常伴有乏力、倦怠、食欲不振等症狀。有臨床資料顯示，脂肪肝病人僅少數會出現輕度黃疸。在肝內脂肪被清除後黃疸即消退。

輕度脂肪肝患者如果能及早治療，是可以治好的。如果發現自身出現上述症狀，請不要耽擱，及早檢查，抓緊治療是關鍵。

好習慣讓你遠離脂肪肝

現在很多人生活不規律，脂肪肝成為常見的肝臟疾病，發病較輕時對人體不會產生什麼影響，但如果不及時治療，任其發展，很可能導致肝硬化、肝癌等不可逆疾病。

・**調節情緒**。平時應保持開朗的心情，不暴怒，少生氣，規律生活，注意勞逸結合。因為情緒與肝臟間有密切關係，「怒傷肝」，由此可見，負面情緒對肝臟的傷害不小。

- **控制飲酒**。絕大部分酒精要通過肝臟進行代謝，因此，經常大量飲酒者，肝臟負擔會越來越大，應當限制飲酒。
- **適當運動**。有氧運動可以改善機體代謝、燃燒脂肪，還可愉悅身心，提升機體免疫力。進食量應當和體力活動相協調，保持適當體重，堅持運動，可增加肝臟內脂肪的分解、消耗，脂肪的含量下降，也就能避免脂肪肝了。
- **合理飲食**。飲食應定時定量，晚餐應儘量少吃些，七八分飽即可。營養要均衡，食物要多樣化，最好以穀物為主，同時多吃些果蔬、乳製品、豆製品等；適當攝入些肉類，應儘量少吃肥肉、動物脂肪。果蔬裡維生素、纖維素、木質素、果膠、無機鹽等皆為肝臟不可少的營養物質。並且，新鮮蔬菜裡富含脂溶性物質，可促進人體中脂肪的消退。
- **吃葷後不能立即喝茶**。吃過肉、蛋、魚等高脂肪食物後喝茶解膩，這種做法是很不科學的。茶中的鞣酸會與蛋白質結合，生成鞣酸蛋白，這種物質能減緩胃腸蠕動，易導致便祕，還會加重有毒物質、致癌物質對肝臟的毒害作用，久而久之，誘發脂肪肝。

科學運動，避免脂肪堆積

脂肪肝患者最好經常運動，不能一天到晚吃了睡，睡了吃；出個門都懶得走，即使是幾十公尺也要坐車或開車，這種習慣非常不好，容易導致肥胖，而脂肪堆積又會加速脂肪肝發生。

所以，脂肪肝患者一定要適當運動，減少身體上的脂肪。

- **運動的種類**。脂肪肝患者，要採取以鍛煉全身體力和耐力為主的低強度運動，也就是我們說的有氧運動。比如跑步、步行、爬樓梯、登山、跳繩、游泳等。這類運動能起到降脂減肥、促進肝內脂肪消退的作用，對於脂肪肝患者非常有好處。
- **運動強度**。脂肪肝患者應根據自己的承受能力選擇適當運動。以運動時脈搏跳動一一〇至一六〇次／分鐘，持續二十至三十分鐘後，以疲勞感在二十分鐘內消失為宜。運動最低應能達到呼吸加快、微微出汗的狀態。
- **運動的時間和頻率**。同樣的運動項目和運動強度，下午或是晚上的鍛煉要比中午多消耗五分之一的能量，所以，鍛煉最好在下午或晚上進行，散步最佳時間應當是晚餐後四十五分鐘，這時熱量消耗最大，減肥的功效也比較好。

但是要注意，通常情況，脂肪肝患者的體重都比較重，運動量過大很容易出現呼吸急促、面紅耳赤、頭暈目眩，甚至昏厥的現象，因此，一定要把握好運動的量和強度。用穴位按摩、運動配合食療的方法，即使脂肪肝也很容易解決。

實效小驗方，對症治療脂肪肝

脂肪肝不是一種獨立的疾病，如果治療不及時，極有可能會引發其他器官的病變，極易引發併發症。患有脂肪肝，可以找中醫師辨證分型後，對症選用藥膳偏方治療。下面就推薦幾例頗有實效的小驗方。

- **陳皮二紅飲**。陳皮、紅花各六克、紅棗五個。水煎，取汁代茶飲。此方可活血化瘀、行氣化痰。適用於氣滯血瘀型脂肪肝。
- **丹參陳皮膏**。丹參一百克、陳皮三十克、蜂蜜一百毫升。丹參、陳皮加水煎，去渣取濃汁，加蜂蜜收膏。每次二十毫升，每日兩次。此方可活血化瘀、行氣祛痰。適用於氣滯血瘀型脂肪肝。
- **佛手瓜香櫞湯**。佛手瓜、香櫞各六克、白糖適量。佛手瓜、香櫞加水煎，去渣取汁加白糖調勻，每日兩次。此方可疏肝解鬱、理氣化痰。適用於肝鬱氣滯型脂肪肝。

- **丹參山楂蜜飲**。丹參、山楂各十五克、檀香九克、炙甘草三克、蜂蜜三十毫升。四味藥加水煎，去渣取汁加蜂蜜，再煎幾沸，每日兩次。此方可活血化瘀、疏肝健脾。適用於瘀血阻絡型脂肪肝。

- **金橘蜜飲**。金橘五個、蘿蔔半個、蜂蜜二十克。金橘洗淨後去核，搗爛。蘿蔔洗淨，切碎榨汁。將金橘泥、蘿蔔泥混勻，放入蜂蜜調勻即可。具有順氣和胃、降脂護肝的功效。適宜肝鬱氣滯型脂肪肝。

- **鬱金蜜飲**。鬱金二十克、蜂蜜十五克。將鬱金片洗淨，放入鍋中，加適量水，煎煮三十分鐘，去渣取汁，待湯汁轉溫後調入蜂蜜，攪勻即成。具有活血行氣、抗脂肪肝的作用。適用於氣滯血瘀型脂肪肝。

- **陳皮半夏蜜飲**。陳皮十五克、半夏九克、蜂蜜二十克。將陳皮、半夏洗淨，晾乾或曬乾，陳皮切碎或切絲，半夏切片，一同放入砂鍋中，加水浸泡透，煎煮三十分鐘，用潔淨紗布過濾，去渣，取濾汁放入容器，待其溫熱時調入蜂蜜，拌勻即成。具有清化痰濕、抗脂肪肝的功效。適用於痰濕內阻型脂肪肝。

第11章

肝炎的日常防治及家居調養

什麼是肝炎？

肝炎其實是肝臟炎症的統稱。通常是指由多種致病因素，如病毒、細菌、寄生蟲、化學毒物、藥物、酒精、自身免疫因素等，使肝臟細胞受到破壞。肝臟功能受損，引起身體一系列不適症狀，以及肝功能指標的異常。

由於引發肝炎的病因不同，雖然有類似的臨床表現，但是在病原學、血清學、損傷機制、臨床經過及預後、肝外損害、診斷及治療等方面往往有明顯的不同。需要注意的是，通常我們說的肝炎，多數是指由A型、B型、C型等肝炎病毒引起的病毒性肝炎。

人類對各型肝炎普遍易感，各種年齡均可發病。

A型肝炎：感染後機體可產生較穩固的免疫力，在本病的高發地區，成年人血中普遍存在A型肝炎抗體，發病者以兒童居多。

B型肝炎：在高發地區新感染者及急性發病者主要為兒童，成人患者則多為慢性遷延型及慢性活動型肝炎；在低發地區，由於易感者較多，可發生流行或暴發。

C型肝炎：發病以成人多見，常與輸血與血製品，藥癮注射，血液透析等有關。

D型肝炎：易感者為HBsAg陽性的急、慢性肝炎及／或先症狀帶原者。

E型肝炎：各年齡普遍易感，感染後具有一定的免疫力。各型肝炎之間無交叉免疫，可重疊感染先後感染。

不了解肝炎等肝病的發生、傳播及症狀危害等，也導致了許多患者不能及時診治，導致肝硬化、肝癌等嚴重後果。因此提醒大家了解肝炎，改善日常生活方式等以避免肝炎發生；並注重肝炎疾病的早發現、早治療，避免更嚴重的後果。

肝炎的傳染源

A型肝炎：主要傳染源是急性患者和隱性患者。病毒主要通過糞便排出體外，糞便中排出的病毒通過污染的手、水、蒼蠅和食物等經口感染，以日常生活接觸為主要方式，通常引起散發性發病，如水源被污染或生食污染的水產品（貝類動物），可導致局部地區暴發流行。

自發病前兩週至發病後二至四週內的糞便具有傳染性，而以發病前五天至發病後一週最強，潛伏後期及發病早期的血液中亦存在病毒。通過注射或輸血傳播的機會很少，唾液，膽汁及十指腸液亦均有傳染性。

B型肝炎：傳染源是急、慢性患者的病毒帶原者。①輸血及血製品以及使用污染的注射器或針刺等。②母嬰垂直傳播（主要通過分娩時產道血液，哺乳及密切接觸，通過胎盤感染者約五％）。③生活的密切接觸。④性接觸傳播（如果皮膚沒有破損是不會傳染）。此外，尚有經吸血昆蟲（蚊、臭蟲、虱等）叮咬傳播的可能性。病毒存在於患者的血液及各種體液（汗、唾液、淚乳汁、陰道分泌物等）中。

急性患者自發病前二到三個月即開始具有傳染性，並持續於整個急性期。HBsAg（＋）的慢性患者和無症狀帶原者中凡伴有HBeAg（＋），或抗-HbcIgM（＋），或DNA聚合酶活性升高或血清中HBVDNA（＋）者均具有傳染性。

C型肝炎：傳染源是急、慢性患者和無症狀病毒帶原者。其傳播途徑與B型肝炎相同以輸血及血製品傳播為主，且母嬰傳播不如B型肝炎多見。病毒存在於患者的血液及體液中。

D型肝炎：傳染源是急、慢性患者和病毒帶原者。HBsAg帶原者是HDV的保毒宿主和主要傳染源。

E型肝炎：傳染源是急性及亞臨床型患者。通過糞、口途徑傳播，水源或食物被污染可引起暴發流行，也可經日常生活接觸傳播。

肝炎的危害

❶A型肝炎是通過消化道感染傳播病毒的，如果附近的水源被A型肝炎病毒感染了，飲用水源的人群都會受到感染，學校要停課，增加社會負擔及恐慌。A型病毒性肝炎病毒可侵犯其他器官。

❷如果B肝患者在日常中不注意和沒有及時治療，B肝病毒具有強大的複製性和傳染性，將嚴重侵害人體的肝臟，這些帶原者中的一部分能發展成急慢性B型肝炎、肝硬化或肝癌。

❸C肝轉變為肝硬化、肝癌的機率很高，台灣大概有五〇％的C肝患者會轉化為肝硬化。C肝具有很強的傳染性。患者對C肝的認知度較低易導致病情延誤。

❹人感染D型肝炎病毒後，其臨床表現決定於原有D型肝炎病毒感染狀態。潛伏期四到二十週。臨床表現多樣，可似急性肝炎，也可為慢性肝炎、重型肝炎和肝硬化。

❺成人感染E型肝炎病毒後，會出現各種臨床型表現。會出現黃疸的現象，即會有鞏膜、皮膚的黃染現象，將近一半左右的E肝患者還會出現發熱症狀，並且伴有全身乏力、噁心嘔吐、肝區痛等症狀。

到目前為止，有關資料顯示，每年因感染肝炎病毒而死亡的人數超過一百萬人，肝炎已成為嚴重威脅人類健康的一大「殺手」。如果不及時治療，八〇%會在五到三十年內惡化為肝硬化或肝癌。

肝炎對人體危害非常大，不能忽視，要及時就醫。同時需要提醒，不健康的生活方式也可能會有損肝臟健康。其中，暴飲暴食、過量飲酒、營養過剩、熬夜失眠、亂吃保健品是不少人的「通病」，這些都會加重肝臟負擔。

因此，需注意合理飲食，保證合理營養，避免營養過剩；少酒、禁酒。不迷信保健品，可通過日常飲食增強自己抵抗病毒的能力，如花生、雞蛋、豆腐、牛奶、魚、雞肉、芝麻、松子等高蛋白、低熱量的食物，可以降低肝炎的患病率。

肝炎早知道，及早做治療

病毒性肝炎主要症狀為乏力，食欲不振，肝功能異常，部分病人可有發熱及黃疸等，有的病程遷延或反覆發作成為慢性。少數人發展成為重症肝炎，重症肝炎病情兇險，死亡率高，死亡原因主要為肝昏迷、肝功能衰竭、電解質紊亂及繼發性感染。病毒性肝炎按病程和病情演變情況可分為如下幾種：

急性肝炎

❶急性黃疸性肝炎。起病較急，有畏寒、發熱、乏力、厭食、厭油、噁心、嘔吐等症狀，約一週後尿色深黃，繼而鞏膜及皮膚出現黃疸，肝脾均可腫大，肝區觸叩癰明顯，約經二到三週後黃疸逐漸消退，精神食欲好轉，肝大逐漸消退，病程約一到兩個月。

❷急性無黃疸性肝炎。起病銷緩，一般症狀較輕，大多不發熱，病程中始終無黃疸出現，其他症狀和體徵與急性黃疸性肝炎相似，但發病率高，約占急性肝炎總人數的七〇～九〇％。

慢性肝炎

❶慢性遷延性肝炎。由急性肝炎遷延而至，病程達半年以上而病情未明顯好轉，仍有食欲減退、脅痛、乏力、肝大、肝區痛等。

❷慢性活動性肝炎。病程超過一年，症狀和體徵及肝功能檢查均有明顯異常，主要症

狀為乏力、食欲缺乏、腹脹、肝區痛等，且有肝病面容、肝掌、蜘蛛痣、黃疸、肝質較硬、脾腫大等體徵，治療後有的病人可恢復或穩定，有的則不斷惡化，發展為壞死性肝硬化。

重症肝炎

❶急性重症。驟起高熱，來勢兇險，黃疸出現後迅速加深，肝臟縮小，伴有明顯肝臭，肝功能顯著減退，常有出血或出血傾向，腹水、下肢浮腫、蛋白尿、管型尿等，並可出現煩躁不安、譫妄、狂躁等精神症狀，隨後進入肝昏迷狀態，搶救不及時可導致死亡。

❷亞急性重症。發病初期類似肝炎，經二至三週後病情不見減輕，反而逐漸加重，常有乏力，厭食，嚴重的腹脹、尿少、重度黃疸，明顯的出血傾向和腹水，晚期可出現中樞神經系統症狀，亦可發生昏迷，多於發病後二到十二週死亡，一部分患者可發展為壞死後肝硬化。

肝炎患者的飲食原則

肝炎患者接受正規治療時，還應注意飲食，對病情恢復也可起到一定的輔助。

1. 肝炎患者忌過量吃糖

大部分肝炎患者認為多吃點糖可以補充營養不足，不會增加肝臟的負擔，其實這種看法並不全面。

肝炎患者的肝臟發生病變，許多酶類活動失常，由於糖代謝發生紊亂，糖耐量也降低，若吃過多的糖就會使血糖升高，導致糖尿病。血糖過高，超過胰臟的負擔，可致使胰島細胞的功能逐漸衰弱，因此肝炎患者應尤為注意。

除了吃糖外，注射葡萄糖也應適量。當患者進食量很少或嘔吐不能進食時，可由靜脈輸注高滲葡萄糖溶液，以補充營養。但是當患者食欲轉好時，便不必注射葡萄糖。

2. 肝炎患者忌食皮蛋

無論是肝炎患者還是健康人，都不宜大量及長期食用皮蛋，因為製作皮蛋過程中含有一定量的鉛，而鉛在人體內能取代鈣質。大量及長期食用皮蛋，導致人體內鉛的含量增加，不僅會使鈣質缺乏和骨質疏鬆，還會引起鉛中毒。

3. 肝炎患者忌吃臭豆腐

臭豆腐是經過發酵製成，發酵過程中容易被污染，並且還含有大量揮發性鹽基氮以及硫化氫等，這些都是蛋白質分解的腐化物質，吃多了會有損健康。

4. 應該注意戒煙戒酒

酒精可促進肝內脂肪的生成和蓄積，長期過量飲酒的人，常常發生脂肪肝，對於原有肝炎的患者更易發生或加重病情。所以肝病專家常懷利教授指出，在肝炎患病期間，戒菸和戒酒是很有必要的。

5. 清淡食物有利於肝臟

對待肝炎患者應給以適量、清淡易消化的流質食物。肝炎患者飲食原則如米湯、綠豆湯、牛奶、豆漿、新鮮的蔬菜、水果汁、糖水，以補充熱量。

6.適當補充營養物質，有利於受損器官恢復

即可食高蛋白、適量碳水化合物和脂肪，足夠熱能的飲食。如鮮魚、肝、瘦肉、蛋、奶、豆腐及製品，主食粥、麵片。

7.飯量適當

秉持「少食多餐」的原則，還是在三餐之間加點心、蛋糕、餅乾、藕粉，以補充熱能。

8.多吃新鮮的水果和蔬菜

蔬菜和水果含有豐富的天然維生素，還有纖維素、木質素、果酸、無機鹽等，這些物質是肝病康復過程中不可少的營養。此外，多吃蔬菜和水果不僅可以補充缺乏的營養元素，還具有通暢排便，促進毒素排出，減少腸道內細菌分解產生的有害物質吸收入血的作用。

9.合理選擇補品

少數屬脾胃虛弱或肝腎陰虛的慢性遷延性肝炎或肝硬化患者，可以適當選擇一些補品保肝護肝。若是一味追求，很有可能適得其反，對肝炎治療是很不利的。

10.補充一定的水分和維生素

多食果汁、蔬菜汁，補充維生素、無機鹽等，都是有好處的。每日保證維生素和水的攝入量，以利小便，促進有害物的代謝。

幾味中草藥，護肝有良效

目前，國內外對病毒性肝炎的治療尚無特效藥物，大多採用對症、保肝等手段。近年來，人們從中草藥中找到了不少有保肝作用的藥物。如以下幾種：

中草藥	作用
丹參	研究證明，丹參能抑制和減輕急慢性肝損傷時肝細胞變性、壞死以及炎症反應，加速纖維組織重吸收，具有抗肝纖維化、改善肝臟血液循環、防止肝硬化的作用。
白芍	白芍提取物對D－半乳糖胺所致肝損傷，和血清穀氨酸丙酮酸轉氨酸（SGPT）升高有明顯對抗作用，可降低SGPT，使肝細胞的病變和壞死恢復正常，達到保肝作用。
當歸	能減輕肝細胞變性壞死，促進肝細胞再生，抑制肝纖維化。還可使血清轉氨酶（ALT、AST）降低，降低程度與用藥量呈明顯的量效關係。
川芎	川芎中的川芎嗪能降低血清轉氨酶，維持和提高肝組織中超氧化物歧化酶（SOD）活性；清除氧自由基，減少其毒性，具有良好的抗脂質過氧化損傷作用，且顯示有抗肝纖維化作用。

三七	實驗表明，三七長期小劑量給藥，可以改善肝臟微循環，有促進肝組織修復、再生和抗肝纖維化的作用。
黃芪	有抗氧化及穩定肝細胞膜作用，能促進膽紅素代謝，減少肝細胞壞死，促進肝細胞再生。臨床用黃芪治療黃疸型肝炎取得了較滿意的效果。
冬蟲夏草	能減輕肝臟的炎性細胞浸潤和肝細胞變性壞死，同時抑制I、II型膠原在肝內的沉積，使已形成的膠原重新吸收和溶解，有抗肝纖維化作用。
五味子	對肝損害引起的SGPT升高均有降低作用。也能使肝炎患者的高SGPT降低，還可減輕中毒性肝損傷的物質代謝障礙，具有輕度升高肝糖、減輕肝細胞變性、減輕中毒致病因數對肝細胞線粒體和溶酶體的破壞、促進肝細胞內蛋白質合成的作用。
豬苓	四氯化碳所致肝損傷小鼠腹腔單核巨噬細胞數，和釋放H_2O_2能力明顯下降，豬苓多糖能使其增加回升。該藥能提高機體的細胞免疫功能，被認為是治療慢性肝炎的重要藥物之一。

簡易食療方，實用又護肝

病毒性肝炎是一種常見傳染病，一定要提高警惕。如果不幸患上了肝炎，應該積極治療、適當休息和補充營養。同時，在對症用藥治療外，應配合食品輔助，可以收到藥半功倍的效果。以下為一些食療方法。

茵陳粥 清利濕熱，退黃疸。適用於急性傳染性黃疸型肝炎。

食材	茵陳三十～六十克、精米五十～一百克，白糖適量
食譜	茵陳洗淨，煎汁，去渣，入精米後加水適量，待粥欲熟時，加入白糖適量，稍煮沸即可。

梔子粥 清熱瀉火。適用於黃疸性肝炎、膽囊炎以及目赤腫痛、急性結膜炎等。需要注意的是，此粥不宜久服多食，平時大便泄瀉的人忌用。

食材	梔子仁三～五克、精米五十～一百克
食譜	將梔子仁碾成細末，同時煮精米為稀粥，待粥將成時，調入梔子末稍煮即成。

茯苓粥 健脾補中，利水滲濕，安神養心。適用於慢性肝炎、脾胃虛弱、腹瀉、煩躁失眠等症。

食材	茯苓粉三十克、精米一百克、紅棗二十個
食譜	文火煮爛紅棗，連湯放入米粥內，加茯苓粉再煮沸即成。

虎杖甘草粥 具有清熱解毒，利濕退黃，補益脾胃的作用，適用於病毒性肝炎急性期伴有黃疸者。

食材	虎杖二十克、甘草十克、大米十克
食譜	先將虎杖、甘草洗淨，浸入六百毫升水中約一小時後入砂鍋，放火上煎。取水五百毫升，去虎杖、甘草，加入淘洗乾淨的米，用慢火燉成粥，放冷食用。

松子蕎麥湯 松子有抗衰老的功用，每百克松子仁中含蛋白質十六．七克、脂肪六十三．五克、碳水化合物九．八至十三克。松子所含脂肪為人體所需的亞麻油酸等不飽和脂肪酸，對預防心血管病也有良好作用。蕎麥能降膽固醇和血脂。葵花子營養十分豐富，也能降低血液膽固醇的含量，是軟化動脈管壁、保肝降血壓的妙品。

食材	松子仁三十克、葵花子仁十五克、蕎麥三十克
食譜	將松子、蕎麥、葵花籽共煮成湯，一日量，分兩次服。

荸薺湯 荸薺中含有粗蛋白、粗脂肪、澱粉及鈣、磷、鐵、維生素C等，對肝炎患者的康復極為有利。

食材	荸薺兩百五十克
食譜	荸薺洗淨，削去皮，加水一千毫升，煮至五百毫升，飲湯吃荸薺。

豬母奶瘦肉湯　豬肉滋肝補虛；豬母奶清熱解毒。兩味燉煮，扶正祛邪，用治肝炎病效果較好。

食材	瘦豬肉兩百五十克、豬母奶三百克
食譜	①豬肉洗淨，切成二到三公分見方的小塊；豬母奶除去根、泥沙，洗淨。 ②先將豬肉於湯鍋內加冷水煮沸，去浮沫，放入洗淨的豬母奶，武火煮沸後，轉用文火煮至肉爛，加入精鹽、味精調味即成。去豬母奶，吃肉喝湯。

黑豆燉豬肉　具有滋陰潤燥作用，尤其適用於慢性肝炎恢復期食用。

食材	黑豆一百五十克、瘦豬肉兩百五十克
食譜	①黑豆、豬肉洗淨。豬肉切成一公分見方的小塊，與黑豆一起放入砂鍋內，加水適量。 ②先用大火煮沸，去浮沫，後改用文火煨燉，待肉熟豆爛後，加鹽調味。

泥鰍豆腐羹　祛濕和中，清熱散血，對肝炎病人具有輔助治療的作用。對促使黃疸消退及轉氨酶下降較明顯，尤以急性肝炎更為顯著。

食材	活泥鰍若干、豆腐一塊
食譜	①泥鰍剖腹去腸洗淨，切段；豆腐切成小塊備用。 ②炒鍋中加入少量的油，至油燒至八成熟時，放入泥鰍爆炒後加入適量水煮沸，再加入豆腐，開鍋後煮兩分鐘，加入鹽、味精調味，並加適量的芡粉勾芡即成。

佛手瓜炒肉片　佛手瓜色澤金黃，氣味芳香，疏肝理氣，是輔助治療慢性肝炎的有效食療方。

食材	佛手瓜一個、豬里脊肉一百克
食譜	①佛手瓜洗淨切薄片；豬肉洗淨切薄片，用少量濕澱粉拌勻。 ②炒鍋中加入適量的沙拉油，燒至七成熟，入豬肉於鍋中略炒，再加佛手瓜同炒片刻，放少量水於鍋中略煮，最後加入鹽、味精調味。

首烏豬肝片　首烏具有補肝、益腎、養血、祛風的作用，對肝炎患者，尤其是慢性肝炎患者能保肝解毒。

食材	新鮮豬肝兩百五十克、首烏五十克、黑木耳二十五克
食譜	①首烏洗淨，入鍋並加水適量，煎取濃汁備用。豬肝洗淨切薄片，加入少量鹽、澱粉及首烏汁拌勻；黑木耳放入冷水中泡開。 ②油燒至七、八分熟時加入少量薑絲略炒，倒入拌好的豬肝，翻炒片刻起鍋。 ③將餘下的首烏汁倒入鍋內，加入料酒、醬油、精鹽、黑木耳，略煮，後入濕澱粉勾芡，並倒入炒好的豬肝，翻炒片刻後加入小蔥，起鍋裝盤。

酸棗飲　適用於急慢性肝炎、轉氨酶高、心煩不安患者。

食材	酸棗五十克、白糖適量
食譜	將酸棗五十克，加水五百克，文火煎一小時，加白糖適量。

山藥桂圓燉甲魚 滋陰潛陽，散結消，補陰虛，清血熱。適用於肝硬化、慢性肝炎、肝脾腫大患者。

食材	山藥片三十克、桂圓肉二十克、甲魚一隻（約重五百克）
食譜	甲魚洗淨去內臟，連甲帶肉加適量水，與山藥片、桂圓肉清燉，至燉熟食用。

佛手瓜柑飲 醒脾開胃，疏肝理氣。適用於肝胃氣滯之脘脅脹痛者。陰虛五心煩熱者不宜食。

食材	佛手瓜柑十五克、白糖適量
食譜	①將佛手瓜柑十五克，白糖適量，泡茶。 ②或將佛手瓜柑與精米煮粥，常食效果相同。

第12章

酒精肝的日常防治及家居調養

飲酒無度，酒精肝找上門

酒精性肝硬化為長期飲酒過度所致，有些人常會喝到酩酊大醉，身體非常難受，想著以後再也不喝了，可下次還是忍不住喝上幾杯。終於有天發現自己的肝區不適，檢查後已經患上酒精性肝硬化。

喝酒傷肝大家都知道，一項調查顯示，酒精已經成為肝病的主因之一。肝臟為人體中唯一代謝酒精的器官，飲酒後，酒精吸收進肝臟，經過代謝轉化成乙醛，乙醛有毒，蓄積大量毒素，這些毒素會嚴重損害肝細胞，誘發脂肪肝、酒精肝、肝硬化等。

中醫和西醫的理念不同。從中醫的角度，酒精肝主要是飲酒不加節制，導致脾胃損害，脾運化功能混亂，水液濕毒不能被消化，形成痰液和濕毒淤積，妨礙氣的正常運行，使得氣機不暢、血液循環變慢，最終導致臟腑器官損傷、衰竭。

中醫會將酒精肝規劃為「脅痛」、「積聚」、「痞滿」等範圍，患上酒精肝後，要三分治七分養。長期飲酒、飲食不規律才會引發此病，因此，通過恰當的食療方法能緩解病症，輔助治療。

記得有次，一位六十歲出頭的老人來就診。老人說他到醫院檢查肝功能後，檢查出是酒精肝，服用半年多的藥物，症狀一直沒有好轉，現在常覺得腹痛、胃脹、頭暈。由於老人身體虛弱，所以我沒有開藥，而是推薦了幾種食療方，並讓他回去後仍然服用之前開的藥。

我推薦的藥膳是金錢草砂仁魚。

「金錢草砂仁魚」具體作法

❶取一條活鯉魚，並到藥店買一些車前草、金錢草、砂仁，回家燉魚，吃魚喝湯，每個星期吃兩次。

❷鯉魚性平味甘，有消腫利水、健胃補脾之功。金錢草有利尿清熱消腫之功。車前草性寒、味甘，可清熱明目、化痰清肺、利水通淋。砂仁可行氣調中、消食開胃。將上述藥材一起吃，能清熱解毒、疏肝膽，養護肝臟，緩解酒精肝。

老人按照我教給他的方法烹飪，堅持藥膳、藥物同服一段時間後，症狀緩解多了。

任何植物都有其特性，中醫就是在利用植物治病。很久以前，並未對藥物和食物進行區別，後經祖先挑選，味道好的變成了食物，而味道不好的就當成藥。老人之後又吃了些滋補、護肝藥物，症狀就徹底消失了。

在此提醒大家，飲酒必須適量，過度就會導致酒精肝、肝硬化或酒精中毒。

酒精肝不可忽視

許多人喜歡飲酒助興，所以更需要注意肝臟護理。酒精肝的危害有哪些呢？

1. 酒精肝會引起腹水與感染

酒精肝因電解質、滲透壓、營養等因素導致出現大量腹水，類似於肝硬化和肝癌病人的腹水，因此導致惡性循環，容易出現電解質紊亂，或者危及整個系統導致死亡。

2. 酒精肝會引起上消化道出血

酒精肝引起的門脈高壓症，多發生上消化道出血，還可能由於急性胃糜爛、潰瘍或食道靜脈曲張出血（EVB），若不能及時有效處理，會出現休克等情況危急生命，死亡機率較高。

3.酒精肝會引起肝性腦病變（肝昏迷）

酒精肝病人多因消化道出血、電解質與酸鹼紊亂、繼發感染等因素與疾病本身錯綜複雜的機制導致。肝昏迷時如果搶救不當或不及時，死亡率極高，對於酒精肝病人應該從預防以上誘發因素入手，同時積極治療。

4.酒精肝會導致電解質紊亂、酸鹼平衡失調

乙醇代謝產生高乳酸血症、酮症，導致陰離子間隙（AG）代謝性酸中毒。乙醇過度麻醉抑制呼吸可致呼吸性酸中毒，戒酒綜合症過度呼吸可致呼吸性鹼中毒。同時由於攝入少、排泄多、胃腸道與腎小管吸收不良以及乙醇所致酸鹼紊亂，出現電解質紊亂，發生低鉀、低鎂、低鈣、低磷血症等，是導致死亡的重要原因。

5.酒精肝會導致免疫力低下極易感染

由於酒精肝病程中營養和各種併發症因素，致使免疫力低下極易感染，特別是肺部感染和自發性細菌腹膜炎。肺炎的發生率高於人群中三到四倍，且為重要致死原因之一，故對其防治應予重視。

6. 酒精肝不注意，會加重肝細胞損傷

九〇～九五％酒精在體內轉化為乙醛，再轉化為乙酸。乙醇影響肝粒線體反微管的結構與功能，影響蛋白質、糖、脂肪的代謝，發生脂肪肝。脂肪浸潤、氣球樣變性和炎細胞浸潤是酒精性肝炎的病理特點。同時乙醇使肝內氧自由基增加，白三烯等活性物質增加，增加了肝臟炎症的發生。

7. 酒精肝不注意可能會發生肝硬化

酒精肝如果不注意，不治療，會加重肝細胞的持續損傷，肝損傷到達一定的地步就會產生肝纖維化，繼而引發肝硬化。產生酒精性肝病的病史十分重要，病史中飲酒量十分重要，每日飲酒八〇～一五〇毫升，連續五年即可造成肝損害；大量飲酒在二十年以上，四〇～五〇％的人會發生肝硬化。

8. 酒精肝不注意可能導致肝癌

酒精肝不治療可進一步進展為肝癌。目前的解釋是在酒精的作用下，肝硬化時肝細胞的轉換率增快，使這些細胞對致癌因數更為敏感，即致癌因數可引起肝細胞的損

傷，在損傷修復之前，發生DNA複製，產生永久改變的變異細胞。

另一種解釋是，肝硬化本身就是一種癌前病變，在酒精作用下，以增生、間變導致癌的形成。

酒精肝的預防及日常保健

酒精肝對人體傷害極大，所以要積極預防，倘若不幸患上，一定要積極治療，科學調養。

❶ **早發現早治療**。早期發現和治療酒精中毒病人可預防酒精肝的發生。應定期到醫院做肝功能及身體的檢查，尤其是對於長期飲酒，和素有肝臟或消化系統疾病的人而言，更應如此。

❷ **調暢情志**。無論是酒精肝還是正常人群，情志不暢都會對身體造成不良影響，因此要保持良好的心裡狀態，以免因心理壓力和精神因素導致病情加重，影響康復過程和治療效果。

❸ **勞逸結合**。健康者要注意鍛煉身體，平衡體內的脂肪，及時進行合理的代謝。酒精

肝患者要注意休息，做到起居有節，勞逸適量。應根據病情的緩急輕重以及體質強弱不同，選擇適當的鍛煉方法。

④ **科學飲食**

- 應多吃蛋白質含量豐富的食物。蛋白有促進肝細胞修復與再生的功能，所以患者平時可適當多吃一些大豆、豆製品、海產品、牛奶等。
- 應多吃低脂肪食物。高脂肪食物會加重肝臟負擔，對病情不利，而低脂肪飲食可以適當緩解噁心、嘔吐、腹脹等消化道症狀。
- 應多吃富含礦物質的食物。研究發現硒、鐵等礦物質具有抗癌、抗腫瘤的作用，所以宜多吃些含硒、含鐵的食物，如蘑菇、雞蛋、菠菜、肉、海產品等，以防止罕見癌變的發生。
- 應多吃維生素含量豐富的食物。維生素不僅是維持人體生命活動、保持健康的重要活性物質，還有加快肝細胞修復與再生，輔助抗腫瘤、抗癌的作用，所以應多吃新鮮的蔬果。

⑤ **戒酒**。對於早中期酒精肝，戒酒是最好的治療方案。一般輕度酒精肝戒酒三～四週後就可改善症狀。醫學界目前還沒研究出立竿見影的戒酒藥，想靠藥物、偏方戒酒

其實是一種誤區。有關戒酒方法主要是心理和行為治療。首先病人應堅定信心，主動採取措施，逐漸遞減酒量，改變原有的生活方式。

也許有人認為自己偶爾才喝，沒事，真的是這樣嗎？不是！酒精肝的形成與酒中含酒精的度數有關。一般男性肝臟的承受能力是每天四十克酒精，女性更少。四十克的酒精約相當於白蘭地一百毫升、威士忌一百二十毫升、紹興酒兩百五十毫升、啤酒一千毫升。如果超過這個量持續喝上三到五年，酒精肝、肝硬化就會接踵而至。還會加速B型肝炎等病毒性肝炎轉化為肝硬化的進程。所以有兩類人絕對不能喝酒，一是酒精肝，二是病毒性肝炎患者。

總而言之，要預防酒精肝就要養成良好的生活和飲食習慣，減少肝臟損傷和刺激，對肝臟適當調養，定期身體檢查了解自身情況。同時飲食規律，避免暴飲暴食，這對於輕度酒精肝的治療是很不利的。

實用食療方，修復酒精肝

近年來，全球酒的消費量猛增。酒精肝的發生亦顯著增加。由於飲酒導致酒精肝的發生率也明顯上升，已成為不容忽視的隱形殺手。酒精肝的食療方法有很多，以下就介紹幾種取材容易，實用有效的小偏方。

橄欖酸梅湯	**清熱解毒，生津止渴，解毒和醒酒。**
食材	鮮橄欖（連核）六十克、酸梅十克
食譜	稍搗爛，加清水三碗煎成一碗，去渣加白糖適量調味飲用。

橄欖燉冰糖	**清熱解毒，生津止渴，解毒和醒酒。**
食材	鮮橄欖（連核）十個、冰糖二十克
食譜	略搗爛，清水兩碗，燉至一碗，去渣，慢慢飲咽。

大蒜麥芽糖 該方補脾胃、行滯氣，分解酒精，降低膽固醇，改善肝功能。

食材：大蒜一瓣、麥芽糖五十克

食譜：大蒜剝去皮水煮，將水煮過的大蒜磨成泥，將麥芽糖以熱水溶化，或以微波爐加熱，再加入大蒜泥，充分攪拌，使其混合均勻。一日一次，每次一小匙。

薑汁菠菜 能通腸胃，生津血，解酒毒。

食材：菠菜兩百五十克、生薑二十五克、食鹽兩克、麻油三克、味精、醋、花椒油適量

食譜：涼拌，佐餐食用。

白糖煮菱角粉 可解酒和中，助脾氣，緩肝氣。

食材：菱角粉五十克、白糖適量

食譜：加水煮成稠狀服食。

黃芪鬱金靈芝飲 健脾益氣，利水滲濕。疏肝利膽，可用於酒精肝治療。	
食材	黃芪三十克、靈芝、茯苓各十五克，鬱金十克、茶葉六克
食譜	將上述四味水煎取汁，煮沸後浸泡茶葉。

以上介紹幾種有效治療酒精肝的食譜，希望患者根據實際情況選定療法。遠離酒精是最好的方法，並且希望患者們能控制飲食。酒精肝患者在飲食上有一些注意事項。

❶絕對禁酒。
❷儘量選用脫脂牛奶或優酪乳。
❸每天吃的雞蛋黃不超過兩個。
❹忌用動物油，植物油的總量也不超過二十克。
❻儘量少吃煎炸食品。
❼儘量少吃巧克力。
❽可多吃些少油的豆製品和麵筋。
❾儘量多吃些新鮮綠色蔬菜。

❿吃水果後要減少主食的食量，比如吃一個大蘋果，就應該減少主食五十克。

⓫每天攝入的鹽量以五至六克為限。

⓬蔥、蒜、薑、辣椒等「四辣」可吃，但不宜多食。

⓭可多吃些魚、蝦等海產品。

⓮晚飯應少吃，臨睡前切忌加餐。

第13章

肝硬化的日常防治及家居調養

遠離誘因，才能遠離肝硬化

肝硬化是各種慢性肝病的終末階段，幾乎所有的肝損害長期不癒都可能發展為肝硬化。肝硬化若不及時治療或治療不當，很可能發展為肝硬化晚期，容易出現死亡。肝硬化究竟是怎麼形成的呢？

肝硬化通常都是由多種因素導致彌漫性肝損傷。首先對肝臟有損傷的主要就是B肝病毒。B肝病毒在肝臟內持續複製，可以釋放很多細胞因數還有炎性介質，長期作用就會導致肝臟炎症。如果病情反覆持續發展，就會形成再生結節，慢慢形成肝硬化，所以B肝病毒導致肝硬化，是最常見也是最主要的原因。

肝硬化的另外一個因素就是酒精，脂肪肝及酒精性肝硬化的發病率也是持續增高。肝硬化的發生通常是跟飲酒量和時間的長短有一定關係，酒精進入肝臟後，通常需要在肝臟的作用下轉化成乙醇，再從乙醇轉化成乙酸，如果酒精過度聚集到肝臟，超出肝臟的處理能力，就會使肝細胞進一步變性壞死，而且還會發展成寄生性的炎症，長期就會慢慢導致纖維組織增生，逐漸形成小結性肝硬化。

肝硬化的另外一個因素就是感染，主要是血吸蟲或肝吸蟲導致的。血吸蟲在肝臟不停複製，會堵塞血管區域引發炎症，長期作用下就會損傷肝細胞，最後一直發展就會導致肝細胞營養不足，形成再生結節性的肝硬化。

化學物質也是可以損傷肝臟的，一種是對肝臟直接的損傷，一種是間接的損傷肝臟，能引起肝臟損傷的主要是一些四氯化碳、氨甲蝶呤，還有異煙肼。人體長期接觸這類化學物質就會損傷肝細胞，這些化學藥物的累積可以引起肝硬化。

肝硬化的併發症對患者有很大威脅。首先是上消化道大出血，多是由於肝硬化導致肝門靜脈高壓，食道胃底靜脈曲張。當受到粗糙食物、化學物質或腹內壓升高等因素刺激時，曲張的血管極易破裂，發生大出血。其次是腹水、自發性細菌腹膜炎。第三，發生肝性腦病變。肝昏迷和肝腎綜合症候群、腎功能衰竭。這些併發症預後極差，是造成肝硬化患者死亡的重要原因。

肝硬化還會導致患者脾功能亢進，機體免疫功能減退，加上門靜脈間側枝循環的發展，增加了感染微生物的機會，因而容易發生支氣管炎、肺炎、腹膜炎、膽道感染等。由於患者抵抗力降低，這些感染無異於雪上加霜，使患者的生命受到威脅。

在這裡特別要強調，肝硬化患者是不能吸菸的。

眾所周知，吸菸對人體危害很大。不要說肝硬化患者，就算普通的健康人都要儘量少抽或不抽。據統計顯示，全世界每年有幾百萬人死於吸菸引起的疾病，菸被稱為人類的第一殺手。吸菸不僅對身體不好，同時還會影響到他人健康，有百害而無一利。

很多被查出肝硬化的老菸槍，在毫無病症時抱著僥倖心態。抽菸對肝臟造成負擔，吸入的一氧化碳和焦油會影響到肝臟的代謝能力，使肝臟的硬化程度增加，導致肝硬化患者的病情加重。肝硬化患者千萬不要吸菸。

在這裡需要強調，肝硬化通常是一個逐漸累積的疾病，假如能避免誘因是可以有效預防肝硬化的。

肝硬化徵兆，務必早知道

患上肝硬化，早期如果能有效控制，患者肝功能穩定，就仍可基本承受工作和生活的能量消耗，工作能力和強度上和正常人區別不大。這種狀態生活和生命品質良好，如果沒有其他意外，活上七八十歲是沒有問題的。

但是，如果早期沒有發現或疏忽治療，一旦步入晚期，病人的生存率和生存期將明顯縮短。治療得當大多數病情可以控制，達到病情穩定基本治癒的目的，但是想恢復完全像健康人一樣是非常困難的。併發症的出現不但降低了生活品質，也使肝硬化晚期患者生命隨時受到威脅。

肝硬化早期症狀雖然不易被發現，如果心細加以留意，還是可以體察的。發現以下肝硬化的症狀伴隨發生就要及時接受治療，以免病情進一步發展導致肝臟纖維化的不可逆轉。

1. 代償期（一般屬Child-PughA級）

可有肝炎臨床表現，亦可隱匿起病。可有輕度乏力、腹脹、肝脾輕度腫大、輕度黃疸，肝掌、蜘蛛痣。

2. 失代償期（一般屬Child-PughB、C級）

・**肝病面容**。臉色多黝黑污穢無光澤，可能由於繼發性腎上腺皮質功能減退，或肝臟不能代謝黑色素細胞刺激素所致，除臉部外，手掌紋理及皮膚皺褶處也可有色素沉著。

・**肝功能下降**。這不僅僅是患者在早期肝硬化時的症狀表現，這一症狀會伴隨患者整個疾病過程。肝硬化患者肝臟功能下降的同時就會出現消瘦、無力，以及食欲下降等早期肝硬化症狀表現。隨著病情發展，患者還會有內分泌失調、出血、黃疸以及肝性腦病等症。

- **出血傾向及貧血**。患者常有流鼻血、齒齦出血、皮膚瘀斑和胃腸黏膜糜爛出血等症狀。出血傾向主要是由於肝臟合成凝血因數的功能減退，脾功能亢進所致血小板減少，和毛細血管脆性增加亦有關。患者尚有不同程度的貧血，多由營養缺乏、腸道吸收功能低下、脾功能亢進和胃腸道失血等因素引起。
- **內分泌失調**。內分泌紊亂，雌激素、醛固酮及抗利尿激素增多，主因肝功能減退對其滅能作用減弱，而在體內蓄積、尿中排泄增多。雌激素增多時，通過回饋機制抑制垂體前葉機能，從而影響垂體—性腺軸及垂體—腎上腺皮質軸的機能，致使雄性激素減少，腎上腺皮質激素有時也減少。
- **男性，偶爾還出現乳房腫大、腋毛和陰毛稀少等症狀，另外手足末端第一關節到指甲根部的腫大，即杵狀指經常出現**。血液檢查時，多數可出現血清膽紅素濃度的增高，出現「隱性黃疸」。病情再進一步發展，會出現腹水。
- **腹水**。腹水是肝硬化常見的症狀，腹腔中水滯留，出現腹脹。有時伴消化道出血。

門靜脈（從胃腸到肝臟流動的血液通路）內的血流發生障礙，血流通過側支循環，形成食管靜脈血管瘤。食管靜脈血管瘤破裂，出現大出血，這是肝硬化死因中最常見的。

肝硬化對人體傷害極大，必須及早發現治療。對於本身存在病毒性肝炎、脂肪肝、酒精肝等肝臟疾病的患者更是如此。

早期若能有效治療，多數肝硬化可以得到控制和逆轉。這類經過及時治療的病人，其肝臟長久保持正常功能或代償功能，可長期帶病生存，基本和健康人一樣生活工作，不會影響到壽命。

肝硬化患者的飲食調養

肝硬化雖然有許多病因，但飲食失調，酒精和其他毒素損害，在肝硬化的形成和發展中都起著重要作用。因此，肝硬化病人要注意飲食的合理性和科學性。

1. 依據病症合理飲食

肝硬化患者應注意刺激性食物，以免加重病情。膽汁性肝硬化應禁食肥膩多脂和高膽固醇食物。有腹水時應忌鹽或低鹽飲食。肝昏迷時，應禁蛋白質。食道靜脈曲張時應忌硬食，給流質或半流質。消化道出血時應暫時禁食，以靜脈補充營養。晚期肝硬化並有肝昏迷者，應嚴格限制蛋白質攝入。浮腫或伴腹水者，應少鹽或無鹽飲食。

2. 忌吃二十碳五烯酸含量高的魚

消化道出血，是肝硬化病人常見的併發症和死亡原因。食魚又往往是誘發出血的因素之一。過去多認為，出血是由於魚刺刺破食道曲張的靜脈和胃底靜脈。目前看來，食用某些魚後，導致機體內凝血功能發生改變，可能是更重要的原因。

據報導，有些魚中含有一種叫二十碳五烯酸的物質，為不飽和的有機酸，在魚油中含量特別豐富。人體不能從其他脂肪中合成二十碳五烯酸，幾乎完全是從食物中獲得。二十碳五烯酸的代謝產物之一前列環素，能抑制血小板，使正常肝小葉結構被破壞，肝臟逐漸變硬成為肝硬化。

3.合理應用蛋白質

肝臟是蛋白的合成場所，每天由肝臟合成白蛋白十一到十四克。當肝硬化時，肝臟就不能很好地合成蛋白質了。這時就需要合理安排蛋白質攝入，防止肝性腦病的發生。可以選擇由多種來源的蛋白質食物。為了使病人適應，可以吃以酪蛋白為基礎的飲食，把乳酪摻到適量的雞、魚、瘦肉、蛋中，每天一點以平衡蛋白膳食。

但是有肝昏迷趨勢者，則應限制高蛋白飲食，否則會發生肝昏迷。

4.補充維生素C

維生素C直接參與肝臟代謝，促進肝糖形成。增加體內維生素C濃度，可以保護肝細胞抵抗力、促進肝細胞再生。腹水中維生素C的濃度與血液中含量相等，故在腹水時應補充大量的維生素C。吃水果時應剝皮或榨成汁飲用。

5.供給適量的脂肪

有的病人患肝硬化後，害怕吃脂肪，其實脂肪不宜限制過嚴。因肝硬化時胰腺功能不全，膽鹽分泌減少，淋巴管或肝門充血等原因，有近半數的肝硬化患者出現脂肪痢，對脂肪吸收不良。當出現上述症狀時，應控制脂肪量。但如果患者沒有上述症狀，並能適應食物中的脂肪，為了增加熱量，脂肪不易限制過嚴。若為膽汁性肝硬化應採用低脂肪、低膽固醇膳食。

6.多吃含鋅、鎂豐富的食物

肝硬化的病人普遍血鋅濃度較低，尿鋅排出量增加，肝細胞內含鋅量也降低，飲酒時，血鋅量會繼續降低，應嚴禁飲酒，適當食用瘦豬肉、牛肉、蛋類、魚類等含鋅量較多的食物。為了防止缺乏鎂離子，如多食用綠葉蔬菜、豌豆、乳製品和穀類等食物。

7.限制膳食中的水與鈉

應給予水腫或輕度腹水的病人低鹽飲食，每日攝入的鹽量不超過三克。嚴重水腫時宜用無鹽飲食，鈉應限制在五百毫克左右。禁食含鈉較多的食物，例如蒸饅頭時不要用鹽，可改用鮮酵母發麵或吃無鹽麵包。細麵中含鈉較多，不宜吃。其次，各種鹹菜和醬菜鈉含量也非常多，肝硬化患者應絕對限制。同時調味品中味精以谷氨酸鈉為主，會加重肝臟對水鈉代謝的負擔。

現在市場上方便各類顧客，還供應各種低鈉鹽，低鈉醬油和無鹽醬油。烹調菜肴時，要特別注意烹調方法，否則反而會加重鈉的攝入，例如有人在煮魚、肉時，習慣先用鹽或醬油浸泡，再用水沖掉表面的鹹味，雖然吃起來不鹹，但是鈉離子已遠遠超量了。做各種菜肴時，先不放鹽或醬油，菜要炒熟時最後再放，或者炒熟後再放醋、醬油、鹽吃。這樣既有味道，又限制了鈉鹽的攝入。其他含鈉較高的食品，如海產品、火腿、皮蛋、肉鬆等也應嚴格控制。每日進水量應限制在一千至一千五毫升。

8. 飲食宜清淡、細軟、易消化、無刺激、少量多餐

肝硬化病人經常食欲不振，應給予易消化吸收的食物，少量多餐，要吃軟食且無刺激食品，做工要細，避免堅硬粗糙的食品，如油炸食品，堅果類食品。當合併食道靜脈曲張時，更應嚴禁食用油炸食品、堅果和乾果類食品，這類食物可刺破食道靜脈，引起上消化道大出血，危及生命。

9. 三類肝硬化患者不宜吃海鮮

• 有出血傾向和凝血功能障礙的肝硬化患者不宜吃。有些海鮮中，特別是魚油中含有

較多的二十碳五烯酸、二十二碳六烯酸，以及前列環素PG3等物質，大量食用後可降低血小板凝集，延長血液凝固的時間，這對有出血傾向或凝血功能障礙的肝硬化患者來說是很不利的。

- 肝硬化晚期症狀嚴重或出現肝昏迷先兆的患者不宜吃。海鮮是優質動物蛋白的重要來源，大量的蛋白質攝入會誘發或加重肝昏迷。
- 伴有上消化道曲張的患者不宜吃。海鮮類多數是有堅硬的外殼和骨刺，如果咀嚼不爛就可能刺破血管，引發上消化道大出血，危及生命。

另外需要強調，肝硬化患者日常調養應以靜養為主。肝為人體代謝和合成蛋白的主要樞紐，當肝細胞被增生纖維組織分隔，形成結節狀假小葉，即肝硬化時，會使各類血管間失去正常關係，肝細胞內營養障礙，導致肝功能代償不全，從而出現一系列的生理性病變，如內分泌紊亂、蛋白倒置……，若超負荷體力活動會增加肝細胞的負擔，加重病情。因此，在代償期的患者不應過勞，而失代償期的患者，則應臥床休息，才能保護肝臟。

預防肝硬化最好的食物

肝硬化疾病往往是從B型肝炎等疾病發展而來，外加患上這種疾病後具有危害性，這就需要做好對肝硬化的預防，下面介紹一些預防肝硬化效果非常好的食物。

大蒜	具有很好的解毒和抗菌作用，且富含維生素A、B1，及維生素C，多吃可以預防肝硬化的發生。
胡蘿蔔	胡蘿蔔性微溫，味甘辛，富含豐富胡蘿蔔素，對於提高肝病病人維生素A具有很大幫助，可以預防肝病，從而預防肝硬化。
木耳	性平味甘，含有豐富的脂肪、蛋白質、多糖，對預防肝硬化有一定的幫助。
海藻	其中含有大量碘、藻酸、維生素、蛋白和脂肪等，具有化痰散結之功效，因此對於肝硬化等肝病也是會起到一定作用。
優酪乳	優酪乳中含有一種良性益生菌，可提高機體自然殺傷細胞活性，促進抗體產生。保持腸內環境處於弱酸性環境，並一定程度上增強自身的免疫系統。

牛肉	牛肉中含有能增強機體免疫力，促進白血球生長，幫助人體防範病毒、細菌等有害物質侵害的鋅元素，因此多吃牛肉可以有效預防肝硬化。
菌類	肝硬化發生的一個重要原因，就是自身抵抗疾病的能力較低，因此防止疾病發生，最需要做的是提高機體免疫力。可多吃些促進白血球產生和活動的蘑菇等菌類。

「紅豆鯽魚湯」肝硬化患者就吃它

從中醫的角度來說，氣滯血瘀易導致肝失所養，容易誘發肝硬化。所以，肝硬化的主要誘因是氣滯血瘀，防治過程中也應該以舒暢氣血為主。

記得有一次，一位肝硬化患者找到我，他的情緒非常低落，很擔心自己會患上肝癌，總有一種生命將盡的感覺。我告訴他只要調養得當，肝硬化是可以控制的。我推薦一款藥膳「紅豆鯽魚湯」，讓他回去後烹調食用。

「紅豆鯽魚湯」具體作法

❶取鯽魚一條，小紅豆、桑白皮、生薑、陳皮、鹽各適量。將鯽魚處理乾淨備用。陳皮、小紅豆、桑白皮洗淨。薑洗淨切片。

❷把準備好的材料一同放入砂鍋裡，倒入適量清水，開大火燒沸後再轉小火熬兩小時，調入適量鹽即可。

中醫認為，鯽魚可除濕利水、補虛羸、補中生氣，改善體質虛弱。小紅豆可入心，祛心火，保持心神安寧。桑白皮散發甘甜之味，可補虛益氣，提升患者免疫力。上述食材搭配，此藥膳有除濕補脾胃、補虛強身之功。

西醫認為肝硬化為病毒感染、寄生蟲感染、酒精慢性中毒、慢性病毒性肝炎等因素誘發。中醫對此病發病源的認識和西醫有很多相似的地方，比如慢性肝病、外邪入侵。此外，中醫認為飲食無節、勞逸無度也是導致肝硬化的誘因。不過這些都是表面原因，以中醫的角度看，氣滯血瘀才是肝硬化的主要誘因。

中醫認為，肝硬化屬「積聚」、「鼓脹」病範疇，是外感濕熱、疫毒、飲酒過度、情志不遂等因素所致，導致肝主疏泄功能失調、氣滯血淤、肝絡不通、肝失所養，進而誘發肝硬化。

肝硬化是常見的慢性肝病，最開始是肝損傷，肝的正常生理功能被破壞，如果不及時調理，任其發展，就會導致肝臟變形、變硬，即我們常說的肝硬化。

由於肝硬化的根本病因是氣滯血淤，所以，要從調理氣血著手治療肝硬化，進而暢通氣血。除了依靠食療，還可通過按摩，堅持按摩，不但能疏通肝氣，還可舒暢心情，促進疾病好轉。下面介紹幾種按摩方法。

- **敲打後背**。患者呈俯臥姿勢，用指頭關節敲打患者後背，力度適中，動作有節奏，每次敲打十下，敲打完後搓熱雙手，上下搓按三次，可以舒暢全身氣血。
- **按摩兩肋**。搓熱雙手，放至肋骨兩側上下搓揉，邊搓揉邊想像氣血流動舒暢，體內有毒物質排出體外，身體內部呈現出陰陽調和之象。按摩過程中用力要穩，力度由輕到重，推的力度要柔和，速度要緩，身心全面放鬆。每次做十下。

肝硬化屬慢性疾病，發病並非朝夕之事，調理也要費些時間，不過只要用正確、積極、樂觀的心態去面對疾病，就能收穫良效。

第14章

肝腫瘤的日常防治及居家調養

戰勝肝癌關鍵在於「心」

一提起肝癌，很多人的第一反應就是頭皮發麻。肝癌就像魔鬼一樣，讓人談之色變。於是，有人聽說紫外線致癌，便嚇得不敢曬太陽；聽說油炸食品易致癌，索性連油都不吃了；看到科普文章介紹首飾會釋放射線，從此就和金項鍊、金戒指說拜拜……。這些現象表明，很多人對癌症沒有正確認知，認為只要得了癌症就等於被剝奪了生命，他們覺得自己活在一個充滿致癌物質的世界中，無時無刻不在承受癌症的威脅，這種心理狀態在現代醫學上被稱之為「恐癌症」。

正常人如果患了「恐癌症」，日常生活和身體、心理健康都會受到極大影響。德國調查了八千位不同的癌症病人，發現大多數癌症都發生在失望、孤獨、懊喪等嚴重的精神壓力狀態下。現實生活中，大多數癌症患者也都經受過某種變故，表情上也多是一臉陰暗；甚至電視或電影等文學作品中也設計了類似的場情。癌症患者如果存在恐癌心理，對於康復治療是極為不利的。它會造成患者對癌症的絕望和消極對待。

絕望的情緒最常見。首先是患者本人，很多患者一旦得知自己患上肝癌，就會覺得「一切都完了」，對治療沒有信心。於是聽天由命，不做它想；極度緊張，備受煎熬；過度恐懼，乃至自尋短見，以求解脫。其次是身邊人，如夫（妻）、子女、親朋好友的絕望情緒也很常見，他們難過、悲切，有時緊張程度甚至超過患者本人，在患者尚能自持時，家屬反而控制不住情緒，這無疑會給患者造成非常大的負擔，對於病情的緩解和康復，是非常有害的。

消極對待帶來的後果更嚴重，遠遠超過絕望情緒。就患者而言，諱疾忌醫的情況雖不多見，但得知患病以後的消極行為則非常普遍。比如，不願意再去醫院治療，覺得那是在燒錢；不再參與任何活動，活一天算一天等等。這種情緒主觀上是逃避現實，客觀上是在等死。

一個在精神上等死的人，又怎麼能活得長久。

我們不能忽視心理因素在戰勝疾病過程中的重要意義，必須認清消極心理會為癌症治療帶來莫大的阻力。正確認識癌症，積極主動地與癌症抗衡，是最終戰勝的前提。

事實上在今天，肝癌已非不可治癒，它正逐漸被人類控制。二〇〇六年，世界衛生組織ＷＨＯ已將癌症定位可控性的慢性病。

醫學資料顯示，至少有三分之一以上的癌症患者是可以康復的。尤其是近年來，幾個主要惡性腫瘤的治療水準更是有了很大的提高。以最令人聞之變色的肝癌為例，過去，晚期肝癌患者一旦被發現肝癌晚期，生存時間幾乎不會超過十個月，而現在，有四分之一的肝癌患者獲得了五年治癒的療效，而且治療水準仍在繼續提高。再者，肝癌如果能早期發現，大多都是可以治癒的，而早期發現是完全有可能的。

別讓不良情緒殺了你

人的健康與情緒息息相關，古人早就意識到了這一點，所以「病」字下面放了個「丙」。「丙」這個字，在天干地支中是與「心」相對的。古代醫學者已然發現，在疾病的成因中，「心」起了很大作用。這個「心」是指心情。

有兩項關於癌症的研究能說明這個問題。

第一項研究發現，某些癌症患者在患病後又患上了思覺失調症，原本被認為雪上加霜的事情卻使他們的生命得到了延續。多年以後，與其同期患病的正常人很多都已經過世了，而他們雖然瘋瘋癲癲，卻大部分都還活著。這其中也許有很多原因，但極重要的一點是「他們的心境變了」他們的精神分裂了，一直揪著的、沉重的「心」不復存在了，那些因「心」而發生的疾病由此也就失去了立足之地。

另一項研究則發現，情緒消沉或有憂鬱症的癌症患者死亡率，比精神狀況良好的癌症患者死亡率高。

這是一項以九千四百一十七名癌症患者為研究對象，所做的二十六項獨立研究。最終結果顯示，有憂鬱傾向的癌症患者，死亡率比精神狀況良好患者死亡率高二五％；確診憂鬱症的癌症患者，死亡率比精神狀況良好患者死亡率高三九％。

另外，消極情緒使癌症病人不願配合治療，也是導致其死亡率增高原因之一。

事實上，目前癌症患者中有三成是因為癌症恐懼症而死亡，而七〇～八〇％的患者都存在不同程度的心理障礙，主要表現為憂鬱、焦慮、煩躁、恐懼等。除了癌細胞，心理因素正成為扼殺癌症患者生命的一個重要因素。

所以說肝癌患者想要獲得最好的治療效果，必須建立有益於康復的心理狀態。我們提醒患者，不要把全部希望寄託在治療上，不要把醫生當成唯一的救世主，而應該喚起自己，調動自身的能量去遏制肝癌的傷害擴大。

在這裡給患者們兩點建議：

❶請向能幫助自己重獲健康的每一個人積極尋求幫助，譬如家人、好友、醫生、護理師，讓他們給予你更多的愛護和照料，鼓勵和支持，請他們理解和寬容你的情感需

要和情緒波動，你與肝癌搏鬥的勇氣不光要靠自己，也離不開你身邊的人。

❷不要去想疾病的最終結果。如果你認為將來難以逃脫命運的殘酷，必然會自暴自棄，加劇生理狀況的惡化。你要告訴自己，所有的痛苦都是暫時的，由此帶來的煩惱也必將過去。

拉伸筋骨抗癌功

但對於肝癌患者而言，盲目運動是要不得的，一定要根據身體狀況量力而行，以免過度疲勞，反而降低抵抗力。

向患者介紹一組能隨時隨地鍛煉的牽拉筋骨簡易方法，它對改善身體狀況，增強體質和體能，提高機體免疫力很有幫助。

❶自然站立、平坐或仰臥均可，全身放鬆，進入自然呼吸狀態，然後逐步拉直身體。注意進行這個動作時不要憋氣。保持身體拉直狀態片刻後，逐漸放鬆身體。在放鬆過程中，雙目微閉或閉合，自然呼吸，用心體會全身心放鬆時身體舒適的感覺，放鬆的時間自定。重複此動作五至十次。

❷自然站立、平坐或者仰臥，使全身放鬆，握緊手掌，然後逐漸張開，而後將手指逐漸打開，重複這一動作五至十次。

❸自然站立、平坐或者仰臥，使全身放鬆，然後將腳趾逐漸張開、合併，持續合併一會兒後逐漸放鬆，重複這一動作五至十次。

❹自然站立、平坐或者仰臥，使全身放鬆，進入自然呼吸狀態，然後逐漸將牙咬緊，連續咬緊一會兒後逐漸放鬆，重複這一動作五至十次。

❺自然站立、平坐或者仰臥，使全身放鬆，進入自然呼吸狀態，然後逐漸將會陰部稍向內提緊，稍停，逐漸放鬆，稍停，再逐漸將會陰部稍向內提緊，稍停，逐漸放鬆，重複這一動作五至十次。

肝癌實用中藥方

肝癌的死亡率僅次於胃癌、食道癌，是第三大常見惡性腫瘤。肝癌最初期發病症狀並不明顯，晚期的主要表現包括：肝痛、乏力、消瘦、黃疸、腹水等。臨床上通常採取西醫手術、放化療和中藥結合的治療方法，但是晚期患者由於癌細胞擴散而導致治癒率下降，所以要做到肝癌的早期發現、早期診斷、早期治療。首先要做好肝癌的預防工作，堅持「管水、管糧、防肝炎」的肝癌預防七字方針。

接下來，介紹幾個有助於緩解病情的中藥方劑。

黨參炙黃芪 滋陰清熱，補氣舒肝。適用於氣陰兩虧，肝鬱氣滯型、原發性肝癌。

食材	甘草六克、水紅花子、莪術、赤芍、夏枯草、廣鬱金各十克、女貞子十二克、黨參十三克、炙黃芪十五克、白花蛇舌草、石見穿各三十克
食譜	將上述藥材洗淨後放入鍋中，倒入適量清水煎服。每天一劑。

穿山甲治肝癌 活血化瘀，軟堅散結，適用於肝癌。

食材	紅花六克、桃仁、青皮、穿山甲、鬱金、廣木香、白芍各十二克，制鱉甲三十克
食譜	將上述藥材洗淨後放入鍋中，倒入適量清水煎服。每天一劑。

雄黃治肝癌 解毒化瘀、消症散結，適用於肝癌。

食材	朱砂、五倍子、雄黃、山慈姑各等份
食譜	將上述藥材一同研成極細粉，吸入療法，每次取少量。

肝癌患者特效食譜

肝癌即肝臟惡性腫瘤，包括原發性和繼發性兩大類。**原發性肝臟惡性腫瘤**起源於肝臟上皮或間葉組織，是危害非常大的惡性腫瘤。**繼發性肝癌**被稱作「肉瘤」，和原發性肝癌相比較少見。繼發性肝癌又叫「轉移性肝癌」，指的是全身多個器官起源的惡性腫瘤侵犯到肝臟，多發生在胃、膽道、胰腺、卵巢、子宮、乳腺等器官惡性腫瘤的肝轉移。

肝癌患者應以高蛋白、高維生素、高熱量的食物為主。肝癌中晚期和合併肝硬化的患者不適合吃過硬、粗纖維的食物。

肝癌晚期患者在飲食上要多補充維生素，維生素A、C、E、K等均有輔助抗腫瘤之功。維生素C主要存在於新鮮果蔬。果蔬裡所含的胡蘿蔔素進入人體會轉化成維生素A，因此肝癌患者要多吃胡蘿蔔、花椰菜、白菜、大棗等富含胡蘿蔔素的果蔬。還應多吃些新鮮蔬果，如南瓜、竹筍、蘆筍、蘋果、奇異果等。

肝癌晚期應注重補充能量，肝癌患者的消耗比較大，一定要確保有足夠的營養。衡量患者營養狀況最簡單的方法就是維持體重，讓體重維持在正常水準的最佳方法就是膳食平衡，要求患者平時多吃新鮮蔬菜，一半都要是綠葉蔬菜。

肝癌患者不但消化功能差，且經常合併腹脹、噁心等症，攝入辛辣、刺激食物很容易誘發腸胃不適，不利於疾病控制，對疾病的治療、預後都非常不利。醃制、煙燻食物裡含強烈致癌物質亞硝酸鹽，經常吃此類食物不利於病情恢復，所以肝癌患者禁止食用鹹菜、燻腸、鹹魚、火腿、臘肉、魚罐頭等醃制、煙燻食物。

接下來，為肝癌患者推薦幾款有助於緩解症狀的藥膳。

苦菜汁 具有清熱作用，適宜肝癌口乾厭食等症。

食材	苦菜適量
食譜	洗淨搗汁加白糖後即成。每週服三次。

梨粥 主要適用於肝癌所致，津液不足的厭食症。

食材	水梨兩個、精米一百克
食譜	①將水梨洗淨去核，切成塊。精米洗淨。 ②鍋中添適量清水，放入梨塊、精米，熬成粥即可。

山藥扁豆粥 具有健脾化濕，用於晚期肝癌病人脾虛、泄瀉等症。

食材	淮山藥三十克、扁豆十克、精米一百克
食譜	山藥洗淨去皮切片，扁豆煮半熟加精米，山藥煮成粥。每日兩次，早、晚餐食用。

胡蘿蔔拌粉絲　主治中晚期肝癌胸脅脹滿。

食材	胡蘿蔔一百五十克、醬油二十毫升、麻油二十毫升、蒜三瓣、粉絲兩百克、鹽、糖各適量
食譜	①胡蘿蔔洗淨切細絲，放到開水中涮一下，過涼；蒜剁成末；粉絲泡軟後切段。 ②胡蘿蔔絲、粉絲放入乾淨的容器中，放入蒜末、鹽、糖攪拌均勻即可。

枸杞甲魚　具有滋陰、清熱、散結、涼血作用，還可提高機體免疫功能。適用於肝癌持續低熱者。

食材	枸杞三十克、甲魚一百五十克
食譜	將枸杞、甲魚共蒸至熟爛即可，枸杞與甲魚湯均可食用。每週一次，不宜多食，尤其是消化不良、失眠者不宜食。忌飲白酒、辣椒、母豬肉、韭菜、肥肉以及油煎炸、堅硬的食物和刺激性調味品。

豬母奶煮雞蛋　能清熱解毒、消腫去瘀、止痛，適宜於巨型肝癌發熱不退、口渴煩躁者。

食材	豬母奶適量、鮮雞蛋兩個
食譜	先用豬母奶煮水三百毫升，用汁煮雞蛋，每天一次，連湯服。

藕汁燉雞蛋　經常服食，具有止血、止痛、散瘀的作用，肝癌有出血者宜用。

食材	藕汁三十毫升、雞蛋一個、冰糖少許
食譜	雞蛋攪勻後加入藕汁拌勻，加少許冰糖稍蒸熟即可。

香菇蒸鯉魚　消腫利水，健脾益氣。適用於肝癌胸腹水者。

食材	鯉魚一條、泡發香菇五十克、生薑一百克、冬筍一百克、冬瓜皮五十克、火腿肉五十克。其他配料適量
食譜	①將魚除去鱗、內臟，洗淨，冬筍、火腿切薄片，香菇切丁。 ②薑、冬瓜皮切細絲，與冬筍、火腿、香菇一起放入魚腹中，並加入適當調料。 ③魚放盤中，將餘下火腿、冬筍、香菇圍在魚的四周，加調料，上屜蒸熟食用。

清煮瘦豬肉　滋陰解毒，開胃進食。適用於肝癌有氣陰兩虛症候者。

食材	瘦豬肉兩百五十克～五百克，清水五百～八百毫升
食譜	瘦肉切成小塊，清水文火煮至爛熟即可，不加任何調味品，吃肉喝湯。每日一次或隔日一次。

養肝就是養壽

36 個養肝關鍵，
名師中醫教你排毒護肝，
打通肝膽經，
祛濕排毒壽命長！

作者　王淼
社長　陳蕙慧
副總編輯　李欣蓉
編輯　陳品潔
行銷　姚立儷
封面設計　李佳隆
讀書共和國集團社長　郭重興
發行人兼出版總監　曾大福
出版　木馬文化事業股份有限公司
發行　遠足文化事業股份有限公司
地址　231 新北市新店區民權路 108-3 號 8 樓
電話　(02)2218-1417
傳真　(02)8667-1891
Email　service@bookrep.com.tw

郵撥帳號　19588272 木馬文化事業股份有限公司
客服專線　0800221029
法律顧問　華洋國際專利商標事務所 蘇文生律師

印刷　成陽印刷股份有限公司
初版一刷　2019 年 6 月
初版二刷　2020 年 3 月
定價　360 元

國家圖書館出版品預行編目 (CIP) 資料

養肝就是養壽 / 王淼著．——初版．——新北市 : 木馬文化出版 :
遠足文化發行 ,2019.06　面；　公分．ISBN 978-986-359-675-2(平裝)

1. 中醫 2. 養生 3. 肝臟　413.21　108006259